文成天縱

中醫古籍稀見稿抄本輯刊

ZHONGYI GUJI XIJIAN GAO-CHAOBEN JIKAN

李鴻濤 主編

16

廣西師范大學出版社
GUANGXI NORMAL UNIVERSITY PRESS
·桂林·

第十六册目録

傷寒指歸六卷

（陰陽大論甲編、太陽乙編）

〔清〕戈頌平撰

清宣統元年（一九〇九）抄本

傷寒指歸六卷

本書爲中醫傷寒發揮著作。戈頌平，字直哉，生平詳前。本書成書於清光緒十一年（一八八五）。戈氏逐條疏注《傷寒論》，卷首列『表裏陰陽六經圖説』，并設《傷寒雜病論》『讀法十五則』一節，以明治學捷徑，同時附録部分醫家序言。全書指明《傷寒論》六經生理病理理論本於《素問》，係『開闔樞』運動失常所産生的六種病理狀態。書中按六經順序分爲六卷，依次闡述所論病證之病因、病機、治法及方藥，解析頗具新意。

傷寒指歸

陰陽大論甲編

竹生

光緒乙巳年小陽月重錄

傷寒指歸

吴陵戈氏木舫珍藏

男 承庭訓

少習舉子業憶先嚴博覽儒書讀大學致知
格物因知古聖治病方法非格物不可以致知
故西人有化學格物之妙先嚴講求格致學易
說文精究古訓方法苦志數十載解釋先後聖
諸書易數十稿分悉陰陽辨別六經十二支辰
例為圖說循環表裏發前人所未發使後學者

一

循序漸進得有所依歸焉故四聖書篇皆有指歸二字其論中所解多重語因後學小子資鈍者言叮嚀告戒之意男承先人之志述諸後學業斯道者務以思求經旨揣本窮源探微索隱上適足以療君親下適足以濟斯民中足以衛其生〔身家〕陰陽大論云夫人稟五常因風氣而生長

朱子有云天以陰陽五行化生萬物仲聖發素
問之經旨為傷寒雜病論辨六經病解表裏陰
陽虛實之分以十二辰為據湯液方藥非南陽
所自造乃上古聖人相傳之經方是也其藥悉
本於神農本經湯液乃伊尹所作作者謂之聖
仲聖乃醫中之後聖也而原敘云撰用素問九

二

卷八十一難内經云風者百病之長也至其變
化乃為他病也又云熱病者傷寒之類故論中
先列中風傷寒溫病仲聖於汗吐下為三大綱
法門而方則以桂枝湯治首太陽中風病則何
不以麻黄湯以治中風之病乎六經以桂枝湯
為太陽經病之主方故有桂枝湯加減治之一

一等方示明一年中有春夏秋冬四時以備生長收藏之令二晝夜亦有春夏秋冬四時以備陰陽開闔無偏仲聖所謂傷寒者非謂一歲中之傷於寒也謂人於一日中陽不內藏浮外發熱寒氣損去而目之為傷寒也自南方醫家堅執無傷寒之説是不知傷寒二字之解傷寒一

三

書皆置之不閱，以致治病者但憑形證，不分六經，以爲既無傷寒，不言六經，祇須見證治證，不必依經施治，不知傷寒論分經辨證，可以統治男女老幼諸雜病。又謂傷寒論不可以治温病，獨不思白虎、瀉心、三承氣、大小柴胡加芒硝、麻杏石甘、竹葉石膏、白虎加人參等湯，不勝枚舉

皆可消息加減以治之溫疫雜病皆可以治之

有能遵經法者效如桴鼓之相應

宣統元年清和月上浣男　仁壽述之謹誌

四

瀛少習舉子業因紅巾之亂筆耕四方暇即喜
讀醫書然聖經則苦其奧諸家注釋則苦其晦
聚訟紛歧茫無歸宿光緒壬午闈後賦閒寓居
吳陵從
直哉夫子遊讀傷寒指歸而後得所依歸也傷
寒二字之解

傷寒指歸　閔序　一

夫子注之詳且明矣無庸贅說所惜者時人不解此旨謂

仲聖傷寒論是專治傷寒一病而不知傷寒雜病論五字相連傷寒中自有雜病雜病亦由傷寒而起醫學日晦伊於胡底夫人身之陽宜藏而不宜浮譬諸煬竈火越乎竈外釜中之物失其火

化即不能熟故人病發熱每不思食良由陽氣浮外腹中陰失陽化不能消穀所致然則斂陽以歸根豈非治病之要務乎亦即時俗引火歸原之説也柰何引火歸原之説人人知之引火歸原之理人人昧之滔滔皆是積重難返

夫子憂之即以指歸名篇令人顧名思義瀛於

此而大有悟焉。人身一小天地。易言陰陽。周易坤往居外。乾來居内。内陽而外陰。而後天地交泰。故商易首坤而次乾。名歸藏。此真指歸名篇之明據也。讀者能由此而求之。已誤者知改。如倦遊之歸家。如改邪之歸正。未學者知慕。如行人之歸市。如百川之歸海。使天下殊途而同歸。

誠醫學復明之盛事也受業烏程閔祖瀛蒲洲

頓首謹識

太史公傳扁鵲飲上池水洞見人五藏癥結余嘗誦其說而疑之古今來名醫輩出大率視病若以鑑取影是殆得天者優績學者深故能真知灼見而無惑豈必上池水哉戈君直哉精於醫余權吳陵踰半年未遑識焉兒婦妊而病羣醫束手客或薦君亟延診視君曰是婦胃腹皆酸水胎損將墮藥不及進矣俄

傷寒指歸　陸序　一

而婦胎下大吐酸水暴厥不知人君復診之曰孤陽上越耳投以藥藥盡而安神哉是即望而知人病在血脈腸胃者乎是審陰陽於支蘭藏而立起尸蹷者乎是與洞見癥結者何以異乎君之言曰醫必澈天人之理窮事物之變靈明四照而後因應咸宜吾本格致之學竭力於此二十餘年矣因出手著仲景傷

寒金匱雜病論見示有圖有說為文數十萬言追幽入險辨析毫芒取精用宏識解超卓洵有本之學也君既以術名一世是書也將不脛而走余無以益君姑舉識君緣始以寫傾倒且以識專家絕詣有本者固如是也是為序

光緒十四年戊子夏六月下浣仁和陸元鼎撰幷書

予素不知醫、而嘗聞海陵有神醫　戈君直哉者、固未之見也、今春予家有病者、延直哉主方病立愈、始知其醫果神、然甫見一節、其醫道全體尚未及問、直哉出所著傷寒金匱指歸見示、予讀之竟、亦祇覺其文理精奧、成一家言、而何以有此心得為神醫者、仍茫然也、及讀其自序、始恍然曰、直哉之為神醫也宜哉夫人之學問可恃者天資也不可恃者亦天資譬猶斧焉能入木者分寸之鋼也所以得入木者斧背鈍鐵之力也有鋼而無背鐵不缺則折甚至破碎零落並此分寸之鋼而失之天資者虛懸而無著者也依人力以存同一思索人遲我速同一奔走人勞我逸使恃其速且逸者而不思索不奔走則天資消亡

反不如愚而苦心跛而強步者猶可小有成就直哉自序用功二十餘年稿凡十三易是以至上之天資赴以至下之人力固當超越尋常上與古神聖精神會合也故其主方也詳審乎天地五行之理有確見矣不游移不探試直視病之所在抉其病而去之而庸庸者既駭且詬譁然譏之曰大膽不知病賊也藥

兵也醫者兵之主帥也人之藏府城郭人民也主帥者不知賊之趣向深淺城郭人民之形勢第以羸兵牽延其間幸而未大誤賊自殄則已否則賊大猖獗始以重兵躡其後勢固處必敗幸而不敗又幸而竟滅賊而城郭人民元氣已消鑠殆盡顧反譏料敵如神不老師不傷民從天而下瞬息殺賊者為大膽有

是理乎直哉於仲景之論註之惟恐不詳小心也書名指歸意在法有歸宿亦小心也惟小心乃能大膽則謂為小心可也即謂為大膽亦何不可若無小心惟大膽真無膽耳非大膽也然則大膽兩字彼庸庸者尚不足以知之而用以譏直哉洵不值直哉一笑哉予素不知醫門外漢也不敢強作門內語因就直

哉天資人力之運以小心者書之簡端或亦門內者所不棄乎

光緒十四年季春下浣丹徒雨人李承霖序時年八十有一拜手敬敘

經方之傳最古為傷寒論迄今言醫者奉為科律顧臨證率皆有所加減無即用其方者豈以為卑無高論乎夫成方一定病情萬變使必泥方以治病則方書不絕於市肆臨時可依檢而得良醫當多於麻葦然其書之傳既數千年果不適於用何以箋釋訓詁者方日新月盛而未有已也大抵古今無異人斯無

傷寒指歸　王序　一

異病則亦斷無異治惟審病真則用方當經方之有應有不應用之者有當有不當耳嗟乎以余所見吾邑人情惰而囿於俗少見多怪好輕易雖黃人學書不成始去而學醫挾湯頭歌一册顛倒反復於數十方之中猶且任意加減以炫其聰明原其心豈不知經方之善顧即以傷寒論言意義古奥覃精研思始

喻其旨非躁率獵取所能得且經方每一方主治一病彼且不知病之何名焉知方之何主於是守其一先生之言襲謬踵訛以苟且自便其不學論一病則首尾顧慮風寒暑濕之悉備立一方則彼此牽掣溫涼寒熱之互異以畏葸為慎重以竄舊方為神明變化可勝歎哉可勝歎哉吾邑　戈君以醫名業此道

三十年其治病悉用經方以余近所見頗有驗者顧
世俗見其方無不目瞪舌咋譁然非之至舉以相詬
噱君一意孤行負衆謗而不恤成傷寒金匱指歸共
二十卷蓋君此三十年始之以勤懇繼之以堅忍卒
能矯然自拔於流俗所成就有如此者問序於余余
故為述時俗之情狀以復於君至於君所著書章句

訓詁，衡以余輩文或有未盡合處，余以不知醫，故姑
付闕如云。
光緒十三年冬十二月丁亥朔同邑王貽典石逸甫
序

曩喆有語不為良相當為良醫蒙始惑焉既廼豁悟夫易曰保合太龢詩云永錫難老書言燮理陰陽禮謂參贊化育暨乎緩識二豎和稱四姬若斯之類咸在前典活國活人亮同一軌顧自古義煙銷末學雲起相慒國是醫戲人命二者相似衰於魯衛之政羣言靡定爭若滕薛之長試為比坿依類指承盡致厥

有傳會東垣之書鋪陳景岳之説既未審荆公言平生無人漫亦活到今日又弗覽大令帖新婦服地黄似大減眠食遂乃補陰益陽如塗塗坿上命中性不解解之卒使元氣壅閉病機淹滯是耆參與磇鴆同功歸芎偕烏堇等效則悝鞅之術也又有奉丹溪若圭臬倚河間為導師傳燈著録謬參和尚之禪本草

釋名、侈樹將軍之幟、將使四序不備、有秋肅而少春温、五德偏枯、存義正而廢人、育、甚至生氣蕭索、己游於無何有之鄉、覺是言、囂爭、猶執乎陰不足之論、則申韓之過也、若夫不善為脈、以情度病、許允宗曰、多物吕幸功、蘇子瞻曰、學醫者人費、方處乎不寒不熱、遑問君臣、經昧乎太陰太陽、罔區子母、儻令生前作謚合贈胡中庸之名、吾知肘後懸方、此即蘇摸棱之手、則黄老之流也、下則視神察毫、既勘神解、望色切脉、亦覺猶諳、廼竟大言不怍、自謂小道可觀、帶下瘨醫、小兒公然、隨俗為變、皮膚腠理、骨髓私詫、無藝弗精、卒廼乏之龍宫之禁方、衹兔野之廣獲、但知口舌易夸、獨憐肺腑難語、則蘇張之惡也、 直哉戈君、感此奮發、思欲挽救謂有一編、可袪諸獘、則如傷寒雜病論者、權輿夫炎代濫觴於長沙、維彼黃經岐典、此闖其庭戶、惜者王注成箋、未涉其堂奧、於是討幽旨闡祕思、然、脂胥書、弄墨晨寫、實事求是、竊比於河間虛衷研索、遠紹夫漢學、蓋雖左太冲之門庭藩溷皆著紙筆、韓吏部之爬梳剔抉、作為文章、有其過之、無閒然、

傷寒、指歸　劉序　三

矣論者每謂醫者意也因意變通藥者瀹也隨證疏
瀹顧乃癖嗜故籍刱為高論是猶房琯車戰卒覆唐
軍安石官禮且禍宋國不知學古乃有獲見於高宗
之命作相須讀書聞諸藝祖之旨必欲砦議古法從
事俗工則是季世醫勿轉勝伊旦近代平章高軼丙
魏不亦慎乎何其戾也特是法者攢拈斑管西抹東

塗、遠想靈蘭、南涂北轍、猥荷襟傾、并索弁語、作虎鹿
形而學華佗、不過兒嬉、呼牛馬走使傳倉意、安知神
妙、徒以斯道有眞是非、良醫無幸生死、剏玆編也、論
病及國、原診知政、義通儒門、詞極馴雅、用是不辭、喤
引、莫名贊歎、先聖人重賴後學、者君為輔仲景之功
臣、門外漢強作箇中人、我是識伯休之女子、

傷寒指歸　劉序　四

光緒丙戌相月上澣同里劉法曾拜手敬敍

乙卯

咸豐五年五月十四日余先君子患寒熱往來頭痛病四五日後口乾思飲譫語或神昏不語七八日後朗誦唐詩數百首叩問諸醫此何病也將何藥愈皆云火病也多進涼劑則愈至二十八日寅戌初易簀余昆仲二人痛不知醫蒐諸家醫書讀之數載未得門徑不數年余之子女病痙病痘而殤者五至同治三

傷寒指歸　自識　一

年十月胞兄竹齋以咯血亡十二月母又棄養終不知何病又讀傷寒論諸家註釋無有同者觀病者之病同其形者多視病者之死同其形者亦多昔仲聖悲宗族之死亡傷横夭之莫救乃勤求古訓博采衆方撰用素問九卷八十一難陰陽大論胎臚藥録幷平脈辨證爲傷寒雜病論合十六卷此救世之書有

一定之至理存焉余寢饋五年仍未得門徑又十有五年讀大學至致知在格物即物窮理句始知不格物則不可致知於是即傷寒論逐字逐句推理窮原得六經病解曰太陽病欲解時從巳至未上陽明病欲解時從申至戌上太陰病欲解時從亥至丑上少陰病欲解時從子至寅上厥陰病欲解時從丑至卯

主少陽病欲解時從寅至辰上六經病解有十二辰為據余因列之為圖並著一說以為初學之津梁而解此書亦有所依據焉適有客問於余曰醫書汗牛充棟云火病多寒病少與素問中云人之傷於寒也則為病熱又至真要大論篇中火病居其五熱病居其四風寒濕各居其一諸家之書與經語皆相符合

獨仲景自序、撰用素問九卷八十一難、以傷寒雜病
論五字命名其中熱字火字寒字與經語似覺不符、
且後漢術士傳有華佗無仲景此書恐漢之後學所
撰託名長沙太守仲景耳、今君解傷寒金匱二十餘
年易十三稿功則苦矣而未免愚甚、余曰余有愚言、
居吾語汝、夫熱與風皆陽氣也、寒與濕皆陰氣也陽

傷寒指歸　自識　三

為萬世根基、天地為萬世鑪冶、鑪中無火則寒、五穀能熟否、竈中無火則寒、飯能熟否、火宜藏不宜見藏則陰土液生、見則陰土液竭、天地陽氣不藏則五穀病、人身陽氣不藏、則五藏病、經云人之傷於寒也則為病熱、至真要大論篇中火熱病居八九風寒濕各居其一、與雜病論中所言火字熱字風字皆謂陽氣浮外非謂火爍於內為病也天地人皆以陰陽為本陰無陽不能生陽無陰不能生陰陽運行表裏不可須臾離也離則脫矣所以古聖人取藥命名皆有陰陽之至理存焉如附子助水土中陽氣附子時而生故名附子今人皆畏其有毒曰腐腸之藥又細辛辛溫能通細微處陰土中水氣神農本經載在上品前

人有云服過五分令人氣閉即此二味聞之戰慄經方决不敢嘗因疑漢書無仲景恐是書非仲景所撰豈知漢書體例必帝王卿相或技藝方術者始記載馬仲景當日不過一長沙太守耳其道又非刮骨療瘡駭人聽聞者比則不記於漢書亦無足怪而若謂是書之非仲景撰也是不知仲景之道者也余患病

用仲景之法親試之屢試屢效乃敢與人服之而人
因有以大膽譏吾者有以大膽毀吾者而余即樂為
大膽遵經方制度行之至今百鮮一失是則諸家之
書雖汗牛充棟皆不如傷寒雜病論之十六卷也余
今僅以著指歸之故及對客所言之語識之簡端如
有　高明於每條臚其謬而補救之是則予之幸也

傷寒指歸　自識　五

時光緒十一年歲次乙酉海陵戈頌平直哉識於問心書屋

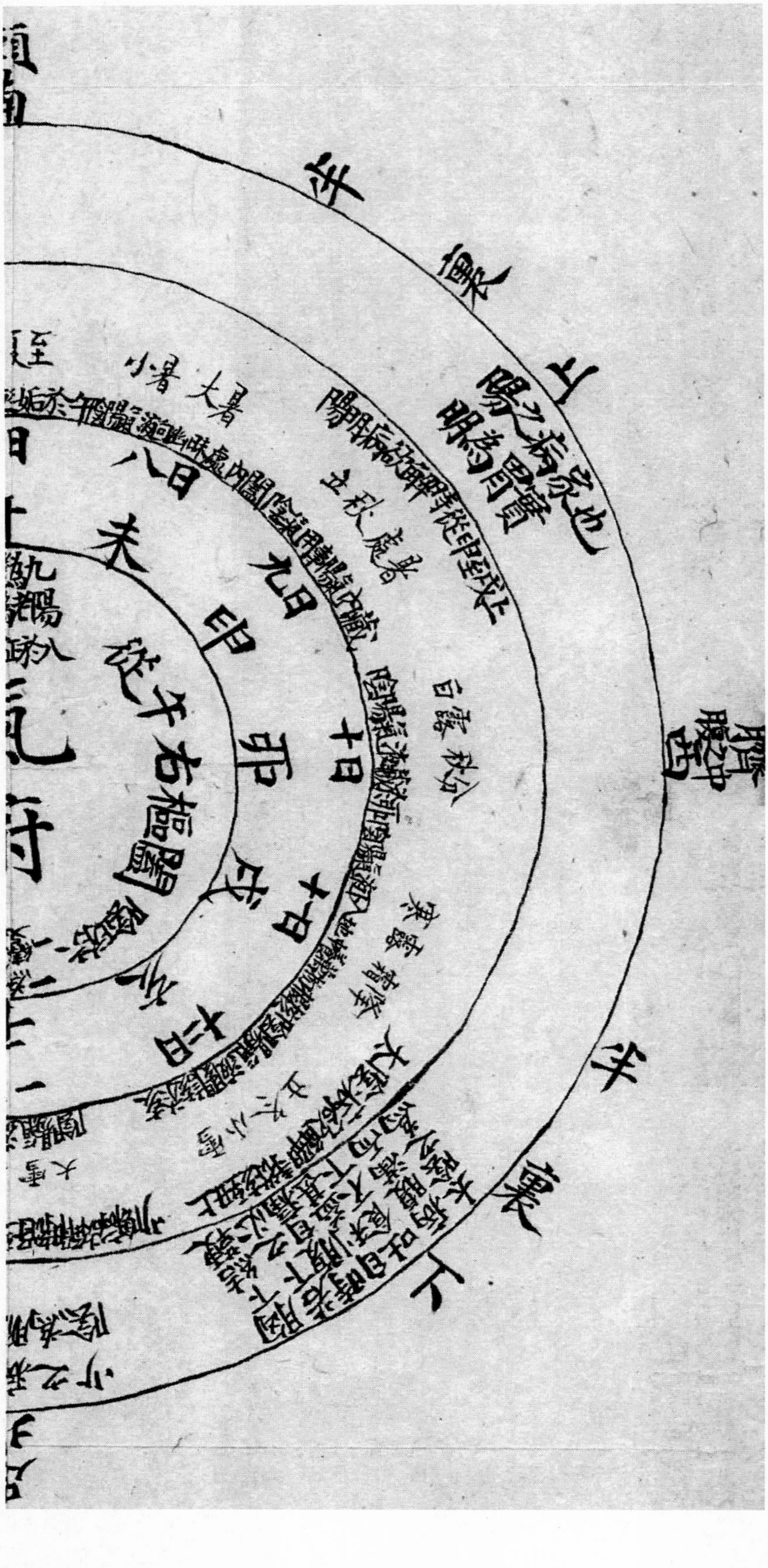

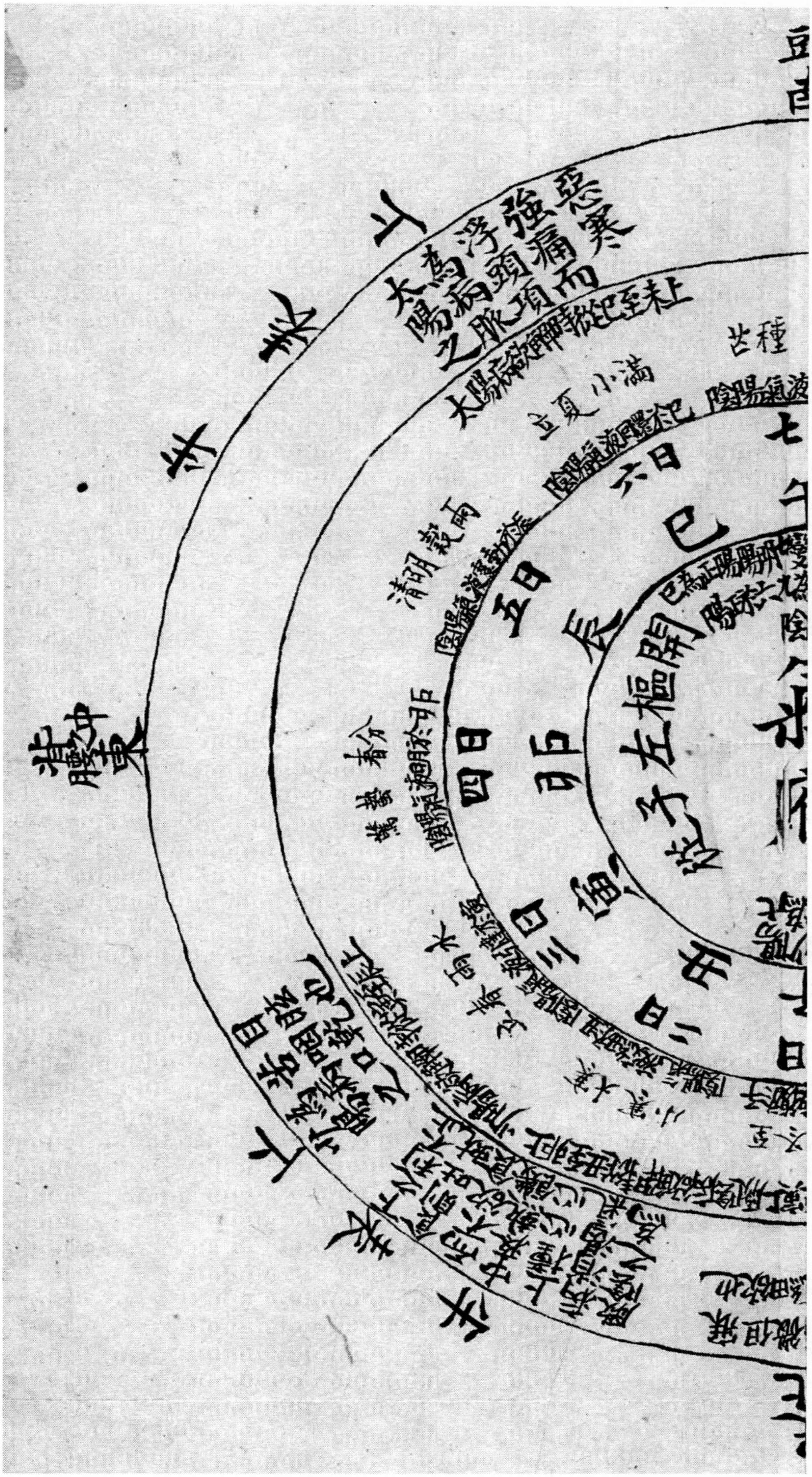
太陽之為病脈浮頭項強痛而惡寒
立夏 小滿
清明 穀雨
驚蟄 春分

表裏陰陽六經圖說

六經病解有十二辰爲據辰時也日也日一日一周天分十二辰六經病中一日至十三日之日字當接日日有十二辰解十三日計十二辰來復之數也非謂一日太陽二日陽明三日少陽四日太陰五日少陰六日厥陰六經傳徧其病不愈至七日復傳太陽

經見太陽病也如日傳一經太陽經中何得又有二日陽明經中何得又有三日少陰經中何得又有一二日厥陰經中何得又有五六日等語傳轉也布也經常也陰得陽則轉布半表之六辰以生陽陽得陰

為陽生陰長成以為春夏

則轉布半裏之六辰以生陰陰陽交易環抱表裏不

為陽殺陰藏成以為秋冬

失常也又云太陰太陽主開陽明厥陰主闔少陰少

陽主樞開闔樞謂陰陽交易環抱表裏陰得陽則從子辰樞開半表陽得陰則從午辰樞闔半裏表裏陰陽開闔樞利謂之無病如陽氣先陰開於子辰陽失陰固則浮半表曰太陽病陽得陰則明得陰則闔陽失陰樞則不明不闔曰陽明病陽得陰則樞轉半裏利陽失陰則樞轉半裏滯曰少陽病陰得陽則開陰

失陽開曰太陰病陰得陽開則樞轉半表利陰失陽開則樞轉半表滯曰少陰病陰得陽則開陽得陰則闔陰失陽開其陰則闔而不開曰厥陰病一年十二箇月（應天之陰陽按節氣度數）分春夏秋冬四時（一年一周天）一晝夜十二箇時辰（應天之陰陽按時刻度數）亦分春夏秋冬四時（一日一周天）傷損也寒冬氣也仲聖所謂傷寒二字謂冬寒損去陽不藏邪非謂傷歲終冬令之寒氣而（一日中之陽不藏邪長肌表之金氣不清肅而為冬寒寒氣損去陽浮於外為病故目之為傷寒也）

稱為傷寒也陽藏於亥水之陰精隨陽氣內固溫養藏府筋骨陽開於子水之陰精隨陽氣外榮溫養肌肉皮毛如歲終冬令陽藏水之陰精隨陽氣內固榮

核同菱

草木根核春令陽升水之陰精亦隨陽氣外榮溫生草木枝葉儻冬令陽藏失時則地之潮濕氣不收潮濕氣即水之陰精也陰精即水之氣也水之陰精不

睡是人之眠為伏藏陽氣以生陰使氣液充足於內為來日之用至次日精氣神充足則體健神清氣爽今之不寐則不安伏藏之性至次日精氣神欠足則面部上火陽氣欠藏即謂之傷寒也

內固於土必病春生夏長之氣草木五穀不榮人與天地草木氣候相應不應則病此即內經云冬不藏精春必病溫又傷於寒春必溫病病溫溫病非謂受冬令寒氣來春必患溫病也謂陽不內藏於亚水之陰精不內固於土來日必失春生夏長之氣為病故名曰傷寒也

草木四時　身言天地　全之一日中　氣　長

四時之氣如春應溫而反涼夏應熱而反寒秋應涼而反溫冬應寒而反溫此謂天之四時氣候失常也人稟五常感四時外淫之六氣受於經脈則化為溫病此謂人之氣候失其常度也則陽浮於外發熱始為傷寒證

寒　涼　熱　四時之氣有偏勝失常則災害至　歲

原序

余每覽越人入號之診望齊侯之色未嘗不慨然歎
其才秀也怪當今居世之士曾不留神醫藥精究方
術上以療君親之疾下以救貧賤之厄中以保身長
全以養其生但競逐榮勢企踵權豪孜孜汲汲惟名
利是務崇飾其末忽棄其本華其外而悴其内皮之

不存毛將安附焉卒然遭邪風之氣嬰非常之疾患
及禍至而方震慄降志屈節欽望巫祝告窮歸天束
手受敗賫百年之壽命持至貴之重器委付凡醫恣
其所措咄嗟嗚呼厥身以斃神明消滅變為異物幽
潛重泉徒為啼泣痛夫舉世昏迷莫能覺悟不惜其
命若是輕身彼何榮勢之云哉而進不能愛人知人

退不能愛身知己遇災值禍身居厄地蒙蒙昧昧惷若游魂哀乎趨世之士馳競浮華不固根本忘軀徇物危若冰谷至於是也余宗族素多向餘二百建安紀年以來猶未十稔其死亡者三分有二傷寒者十居其七感往昔之淪喪傷橫夭之莫救乃勤求古訓博采衆方撰用素問九卷八十一難陰陽大論胎臚

藥錄并平脈辨證爲傷寒雜病論合十六卷雖未能盡愈諸病庶可以見病知源若能尋余所集思過半矣夫天布五行以運萬類人禀五常以有五藏經絡府俞陰陽會通玄冥幽微變化難極自非才高識妙豈能探其理致哉上古有神農黄帝岐伯伯高雷公少俞少師仲文中世有長桑扁鵲漢有公乘陽慶及

倉公下此以往未之聞也觀今之醫不念思求經旨以演其所知各承家技終始順舊省疾問病務在口給相對斯須便處湯藥按寸不及尺握手不及足人迎趺陽三部不參動數發息不滿五十短期未知決診九候曾無髣髴明堂闕庭盡不見察所謂窺管而已夫欲視死別生實為難矣孔子云生而知之者上

學則亞之多聞博識知之次也余宿尚方術請事斯語漢長沙太守南陽仲景張機撰

讀法十五則

一傷寒六卷金匱十卷兩書合十六卷名傷寒雜病論序文中夫天布五行以運萬類人禀五常以有五藏經絡府俞陰陽會通與傷寒太陽篇首條太陽之為病脈浮頭項強痛而惡寒辭旨不接金匱第二條夫人禀五常因風氣而生長至三焦通會

元真之處辭旨正相接續傷寒金匱是一書非兩書也今節金匱前十六條傷寒前兩條為陰陽大論共十八條冠於首

一巳為陽之六數亥為陰之六數陽病十八陰病十八此二句指六經表裏陰陽虚實六六之數

五藏病各有十八計傷寒論中傷寒九十條合為

九十病數

人又有六微微有十八計傷寒論中三陽一百八

條合為一百八病數

五勞七傷六極婦人三十六病五七六三十六其

數計傷寒論中合三陰病五十四條之數不在其

中謂其精旨不詳在傷寒論中載金匱中也

傷寒指歸　讀法　二

傷寒九十三陽一百零八三陰五十四計二百五十二餘一百四十四指三陽三陰病悉由傷寒起

總計傷寒論中三百九十六條一百十三方

周禮地官師氏掌國失中事

一不令邪風干忤經絡適中經絡大邪中表小邪中裏五邪中人風中於前寒中於後六經中風陽明中寒諸中字作得讀

一經云膀胱者州都之官津液藏焉氣化則能出矣三焦者決瀆之官水道出焉膀四旁也胱光明也州都土也津液土中水氣也三焦者三陽也決開也瀆通也道路也太陽開四旁光明也土中之水得陽氣蒸化光明表裏為汗液上達於口為涶津下達於脬為尿三陽陽氣開通則四旁水路無阻

博雅曰膀胱謂之脬脬同胞象天之包地皮之包
肉非謂膀胱為尿脬也

一論中小便大便小半裏也大半表也便順也利也
半裏下陰土之液得太陽陽氣溫之和之則順利
半表以生陽半表上陽土之氣得太陰陰液清之
固之則順利半裏以生陰表裏陰陽相得上下相

陰土是脾土亦謂之戊土
陽土是胃土亦謂之戊土

和屎與尿纔得順利前後二陰讀者當活看勿拘
泥小便為尿大便為屎
一論中吐字有上去兩讀吐出也謂半裏陰液得陽
氣從子吐出半表作上讀吐嘔也半裏水氣不從
子吐出其水氣無所區別逆半裏上從口吐出作
去讀

一論中上下字在上之上讀去聲在下之下讀上聲

自下而上上升也讀上聲自上而下下降也讀去

聲

一或曰原序中撰用素問九卷八十一難陰陽大論

胎臚藥錄并平脈辨證惜乎其書不全愚曰素問

九卷八十一難是仲聖述素問經九卷八十一篇

非秦越人難經八十一難陰陽大論是金匱前十餘條胎臚藥錄是諸湯方幷平脈辨證是六經雜病合十六卷為傷寒雜病論非另有其書也

一原論條下或有方或無方其論皆治病之法捨其法則不能知其病捨其方則不能治其病勿謂一方治一病也勿謂條下無方其病失其治法也

一諸湯治法如半夏治半裏上水逆半裏下水逆無用半夏之理如附子乾薑溫半裏下脾土之陰陽逆半表上無用附子乾薑之理諸湯治法讀者明之

一湯方曰宜宜適理也謂此病適此法之理曰與與如也謂此病如此法曰可與可否之對謂此病如

此法則與否則勿與曰主之主君也謂此病君此法一定不移也曰宜主之謂此法適此病之理即以此法為君

一或曰論中六經不言足不言手何也愚曰傷寒雜病論一書言千般疢難不越三條一太陽也二陽明也三少陽也陽陽氣也手足形也氣病則形病

諸家論形不論氣故言足言手又有論傷寒傳足
不傳手之說殊不知傷寒全書足字亦不言祇言
六經病傳足之說可無論也或又曰鍼足陽明句
當作何解愚曰足續也陽明陽氣不續半裏下則
陰土氣寒陰土氣寒當溫其鍼陰土溫陽氣自續
半裏下矣

一湯方曰大曰小大謂半裏陰液不還半表也小謂半表陽氣不還半裏也察其病擇大小湯方治之

一湯方丸散或一味二味三味四味五味六味七味八味九味十味十一味十二味十四味二十一味二十三味及用水一斗幾升煮幾升分温幾服頓服停後服少冷服少少嚥之服後啜粥多飲暖水之類而

且久煮、微煮、合煮、去滓再煮、漬取清汁或用酒水
若干合煮、及潦水甘瀾水痳沸水之不同此聖人
論治法合天地陰陽開闔樞一定不移之理不可
不信也試觀人人早起晚卧早中晚食無不合乎
天地陰陽開闔樞之理反乎此則病矣
一方中五味子半夏芒硝薤白粳米等以升合計煮

藥之水及酒以升斗計厚樸以尺計大棗烏梅杏
仁以枚計升合斗計尺計枚計兩計斤計皆主秦
之輕重以準之

今之分兩升尺與漢異同攷

前漢書律歷志云度者本起黃鐘之長以子穀秬黍中者一黍之廣度之九十分黃鐘之長一為一分十分為寸十寸為尺又云量者本起黃鐘之龠以子穀秬黍中者千有二百實其龠合龠為合十合為升十升為斗又云權者本起黃鐘之重一龠容千二百黍

子穀秬黍中者子水也穀生也黍字象形禾入水也中正也土人種黍在芒種時想黍暑因音而名黍得子水午火之正而種其苗

得子水午火之正而長其實得子水午火之正而成黍得水火中正之氣無輕重大小之偏以定律度量衡之準

重十二銖兩之為兩二十四銖為兩十六兩為斤師古曰子穀猶言穀子秬邵黑黍中者不大不小也字典邵高也字彙黍粟屬似蘆苗高丈餘穗黑色實圓重土宜高燥今土人言蘆粟蘆穄蘆秫蘆象形穄黏也秫周禮冬官考工記染羽以朱湛丹秫註丹秫赤粟也按穄從朱朱與赤近想即今之紅蘆穄也本邑

俚人寫蘆作秼查字典有穄字無秼字按秼從禾從朱想因穄字省筆相沿成譌耳後漢律歷志註說苑云粟按粟即黍也詩緝黍有二種秫可釀酒不黏者為黍如稻有秔糯也爾雅翼黍大體似稷故古人并言黍稷徐曰案本草稷似穄一名粢楚人謂之稷關中謂之糜其米為黃米通志稷苗似蘆而米可食月

今章句稷秋種夏孰歷四時備陰陽穀之貴者風俗通義稷五穀之長衆多不能徧祭故立稷而祭之今土人云釀酒之秫紅穗實赤釀酒酒多又有一種黑穗實白釀酒酒少黑穗黍殆即師古所謂黑黍也以黑穗實白黍横排十黍得今之裁尺九分合今之木尺一寸竪置十行見方得一百黍為一寸一千黍為

十寸合漢之一尺也以黑穗實白黍千二百今庫平稱之計重六錢四分二千四百黍計重一兩二錢八分以漢之一兩較今之庫平重二錢八分以漢之一尺較今之裁尺短一寸以漢之一升較今時秦州之漕升少五合與今之五升斗相符是否有當仍俟教於博雅者

陳修園先生醫病順其自然說

病人之吉凶禍福寄之於醫醫者之任重然權不操
諸醫而操諸用醫之人何也人有大病庸庸束手無
策始求救於名醫名醫入門診畢告以病從何來當
從何去得那一類藥而增劇者何故得那一類藥除
去那一病而此外未能盡除者何故病勢雖覺稍愈

傷寒指歸　陳修園先生自然說　一

逾一二日仍作或逾一二日而更甚於前者又何故一一為病家説明定其如此救誤如此溫清攻補如此按法立方服藥後必見出何證又見出何證則向愈預斷其愈於何日何時病家能一一信其言而不疑且架中不藏本草備要醫方集解萬病回春本草綱目東醫寶鑑馮氏錦囊赤水元珠薛氏醫按景岳

全書石室秘錄辨證奇聞臨證指南之類又無強不知以為知之親友與依阿兩可素稱果子藥之先生朱紫不亂名醫得以盡其所長傷寒卒病二三日可愈最遲亦不出七八日之外風勞臌鬲一月可愈最遲亦不出三月之外否則病家疑信參半時醫猶可勉強從事俟其病氣衰而自愈若以名醫自命者斷

傷寒指歸　陳修園先生自然說　二

不可肩此重任反致取怨敗名余因熱腸而備嘗其苦凡我同志可以鑒此前車今之方技家恃在口給見有同我者引之互相標榜遜我者亦不却之臨深為高至於窮本草經讀靈素法仲景其立論為耳所未聞其治法又目所僅見遂謙讓曰我不能如此之神亦不如此之偏以取勝也若輩造此偏之一字任

今法高一丈其柰魔高十丈且謂古書不可以今用
即於多讀書處謂其偏起死證而生之即以出奇冒
險目其偏以致病家先入為主廣集不偏之醫歷試
罔效不得已始延為破釜沈舟之計究竟終疑其偏
麻桂硝黄則曰汗下之太過也薑附芩連則曰寒熱
之太峻也建中理中陷胷十棗則曰補瀉之不留餘

地也、滋水之地黄、補元之人參、用應多而反少、日食之棗子、至賤之甘草、用應少而反多、此等似是而非之言、更甚於恣肆、不論於理之言、知幾者正可以拂衣而去、乃猶曰病尚可為、不忍恝然、而舍之、此雖活人無已之心、而疑事無功、未能活人、且以誤人、蓋藥之所以流行於經絡臟府、內外無有不到者氣為之也氣不自到心氣主之膽氣壯之也彼既疑我為偏我之用藥又出於意想之外則心氣亂內經云心者君主之官也神明出焉又云主不明則十二官危是也不獨心氣亂而且膽氣亦因之而怯內經云膽者中正之官決斷出焉又云十一經皆取決於膽是也藥乃樹皮草根及一切金石之鈍物原藉人之真氣

以流行今心氣亂而妄行膽氣怯而不行如芩連入口其寒性隨其所想而行旋而皮毛鼓慄而寒狀作矣薑附入口其熱性隨其所想而行旋而心煩面赤而熱狀作矣凡此之類不過言其大畧不必淋漓痛切而再言之其中之所以然者命也我亦順其自然而已矣又何必多事為凡我同志者能以余為前車

之鑒則道愈彰而活人愈眾

傷寒指歸　陳修園先生自然説　五

按古人作書大旨多從序中提出孔子於春秋未嘗有序然其言曰知我者其惟春秋乎罪我者其惟春秋乎又曰其義則某竊取之矣即此是春秋孔子之自序孟子則曰孔子懼作春秋又曰孔子作春秋而亂臣賊子懼是即孟子代孔子之春秋作序也迄今未讀春秋者亦能道及春秋無非從此數句書讀而

傷寒指歸　程郊倩先生原序辭　一

得其大旨、故善讀書者、未讀古人書、先讀古人序、從序法中、讀及全書、則微言大義、宛然在目、余讀傷寒論仲景之自序、竟是一篇悲天憫人文字、從此處作論、蓋即孔子懼作春秋之微旨也、緣仲景之在當時、猶夫春秋之有孔子、一則道大而莫容、一則道高而莫容、滔滔者天下皆是、驚怖其言、大相逕庭、不近人情、是以目擊宗族之死亡、徒傷之而莫任救、則知仲景之在當時、宗族且東家某之矣、況復舉世昏迷、莫知覺悟、安得不賣百年之壽命、持至貴之重器、悉委凡醫、恣其所措乎、恣其所措四字、於醫家可稱痛罵、然實是為病家深悼也、醫家苦於不知病、病家苦於不知醫、知之一字、兩難言之、若欲愛人知人、先是愛

傷寒指歸　程郊倩先生原序解　二

身知己凡勤求博采從天之五行人之五常與夫經絡府藏陰陽會通處用著玄冥幽微工夫此非醫之事而己之事也醫不謀己而謀之人則醫者人也而厥身以斃神明消滅變為異物幽潛重泉徒為啼泣者己也非人也醫不為之代也從此處語醫自是求之於己不復求之於人從己求醫求之於知從人求

醫求之於行知行合一之學道則皆然醫事獨否知則必不能行行則未必能知行者之精神力量都用在行上何由去知但能各承家技終始順舊罔不行矣終日殺人亦秖是行知者之精神力量都用在知上何暇去行即使欲行而思求經旨以演其所知較之相對斯須便處湯藥者鈍不如敏庶幾見病知源

較之省疾問病務在口給者藏不如炫徒知活人孰與活口所以羣言莫正高技常孤在仲景之身已是一鈍秀才持此誨及於醫又何利於醫而屑其教誨者故半夜晨鐘僅於序中為蒙蒙昧昧輩一喚起此游魂預掩其啼泣也若是真正惜命亟從己上作工夫等醫事於自家之身心性命即君親亦是己之君

親貧賤亦是己之貧賤至若保身長全以養其生益是己之身與生從愛身知己中廣及愛人知人無非自己求之者於己處求知不於己處求行則導師具在吾論中無他覓也其間見病知源是全論中丹頭若能尋余所集思過半矣是全論中鼎竈思求經旨以演其所知是全論中火候要此火候足時須要曉

得此論是知醫的淵源從艱難中得之不是行醫的方技以簡便法取之者也故一篇之中創凡醫之害正痛舉世之莫聰於憂讒畏譏之際不啻三致意焉蓋深懼夫邪說惑民將來不以吾論為知之次反借吾論為行之首從醫道中生出鄉愿來以賊吾論於千百世後恣其所措將何底止故預示讀吾論者亟

從醫懲艾也吾故曰得仲景之傷寒論而讀之先須
闢去叔和之僞例始敢向叔和之僞例而闢之先須
讀著仲景此處之自序始新安後學程應旄識

今之稱醫宗者、則曰四大家、首仲景、次河間、次東垣、次丹谿、且曰仲景專於傷寒、自有明以來、莫有易其言者也、然竊嘗考神農著本草以後、神聖輩出、立君臣佐使之制、分大小奇偶之宜、於是不稱藥而稱方、如內經中所載半夏秫米等數方而[是]已、迨商而有伊尹湯液之說、大抵湯劑之法、至商而盛、非自伊尹始

傷寒指歸　徐靈胎先生敘　一

也若扁鵲倉公皆長於禁方而其書又不克傳惟仲景則獨祖經方而集其大成遠接軒皇近兼眾氏當時著書垂教必非一種其存者有金匱要畧及傷寒論兩書當宋以前本合為一自林億等校刊遂分為兩焉夫傷寒乃諸病之一病耳仲景獨著一書者因傷寒變證多端誤治者眾故尤加意其自叙可見矣

且傷寒論中一百十三方皆自雜病方中檢入而傷寒之方又無不可以治雜病仲景書具在燎如也若三家之書雖各有發明其去仲景相懸不可以道里計四家並稱已屬不倫況云仲景專於傷寒嗚呼是尚得為讀仲景之書者乎金匱要畧正仲景治雜病之方書也其方亦不盡出仲景乃歷聖相傳之經方

傷寒指歸　徐靈胎先生敘　二

也。仲景則滙集成書，而以己意出入焉耳。何以明之？如首卷栝樓桂枝湯，乃桂枝加栝樓也，然不曰桂枝加栝樓湯，而曰栝樓桂枝湯，則知古方本有此名也。六卷桂枝加龍骨牡蠣湯，即桂枝加龍骨牡蠣也，乃不別名何湯，而曰桂枝加龍骨牡蠣湯，則知桂枝湯為古方，而龍骨牡蠣則仲景所加者也。如此類者不可勝舉因知古聖治病方法其可考者惟此兩書眞所謂經方之祖可與靈素並垂者苟有心於斯道可舍此不講乎說者又曰古方不可以治今病執仲景之方以治今之病鮮效而多害此則尤足歎者仲景之方猶百鈞之弩也如其中的一舉貫革如不中的弓勁矢疾去的彌遠乃射者不恨己之不能審的而

恨弓強之不可以命中，不亦異乎。其有審病雖是，藥稍加減，又不驗者，則古今之本草殊也。詳本草惟神農本經為得藥之正性，古方用藥悉本於是。晉唐以後，諸人各以私意加入，至張潔古輩出而影響依附，互相辨駁，反失本草之正傳，後人遵用不易，所以每投輒拒。古方不可以治今病，遂為信然。嗟乎，天地猶此天地人物猶此人物若人氣薄則物性亦薄豈有人今而藥獨古也故欲用仲景之方者必先學古窮經辨證知藥而後可以從事雍正十年壬子陽月松陵徐大椿敘

鍼灸刺說

孔安國序尚書云伏羲神農黄帝書謂之三墳皆言道也黄帝素問以陰陽之理闡天人之道天地陰陽具於人身人身陰陽同於天地素問中鍼刺之理具三才運氣之道仲聖自序撰用素問九卷八十一難為傷寒雜病論合十六卷曰雖未能盡愈諸病庶可

傷寒指歸　鍼灸刺說　一

以見病知源、若能尋余所集、思過半矣、傷寒論中曰、鍼灸膏摩、勿令九竅閉塞、又鍼足陽明、又刺風池風府、又燒鍼令其汗、又若温鍼仍不解者、此為壞病、又若重發汗復加温鍼者、又名曰縱刺期門、又名曰橫刺期門、又微數之脈、甚不可灸、又脈浮宜以汗解、用火灸之、邪無從出、又火逆下之因燒鍼煩躁者、又太陽傷寒者、加温鍼必驚也、又當刺大推第一間、又五六日譫語不止當刺期門、又當刺大推肺俞肝俞、又當刺期門隨其實而寫之、又若發汗則躁心憒憒反譫語、若加燒鍼必怵惕煩躁不得眠、又耳前後腫刺之少差、又若已吐下發汗温鍼譫語、又脈不至者灸少陰七壯、又其背惡寒者當灸之、又少陰病下利便膿血者可刺、又當温其上灸之、又灸厥陰厥不還者死、又手足厥逆者可灸之、又下利手足厥冷無脉者灸之、金匱中曰痓病有灸瘡難治、又若發汗則惡寒甚、加温鍼則發熱甚、又弦緊者可發汗鍼灸也、又宜鍼引陽氣、又若身疼痛灸刺、又病趺蹶其人但能前不能卻刺腨入二寸此太陽經傷也、又懷妊七月太

前人云大椎一穴在項骨第一椎上陷中偏考椎字無骨節之稱想椎字是推字訛今以椎易推是否明眼政之

陰當養不養此心氣實當刺寫勞宮及關元又行其鍼藥治危得安傷寒金匱十六卷計鍼灸刺三十四處其鍼灸刺處有指明穴道者有未指明穴道者想仲聖不盡指明穴道或因素問一書論天人運氣之理經脈俞穴之會飲食輸寫血氣循行惟生知之聖開天立極始能神而明之固非常人所能臆度者也

然又不能不就人之可悟及者而著之於論以使善悟者而悟之未可知也

傷寒金匱之書辨六氣之環轉折神機之出入陰陽消長之妙虛實遞更之機首尾貫通絲絲入扣至於在經俞而用針起陷下而用灸并觀其屬叙可謂神於師內經者矣[illegible]後人謂仲景不師內經廢棄鍼灸不亦冤乎

夫軒岐至後漢二千餘年其中神醫代出鍼法或猶未失傳故雜病論中言風池風府期門大推肝俞肺俞刺臑入二寸刺寫勞宮關元諸穴歷歷言之在仲聖當日必知某穴在某處而由仲聖至今日則竟無知之者茲數者固皆指明某

推字詳明傷寒指歸第五卷太陽與少陽併條中

穴為何名者今人尚未知之況未指明某穴為何名但言若鍼足陽明灸少陰七壯燒鍼溫鍼鍼之灸之刺之之類者乎近今竟有不知某穴而妄鍼之者彼蓋不知素問刺禁篇云刺中心一日死刺中肝三日死刺中腎六日死刺中肺五日死刺中脾十日死刺中膽一日半死及刺跗上刺面刺頭刺舌下刺足下

刺陰股中大脈血出不止死等語論鍼法之鄭重若是也苟強不知以為知是草菅人命矣醫人者而可害人乎愚竊以為與其就法之失傳者考之終無考證不若以理之所足者言之尚覺明通也嘗考五經集韻鍼字古咸切音緘病無所取丸散不能消除病在經絡以鍼鍼之云云又靈樞禁服篇謂飲藥亦曰

灸刺、又莊子天運篇云、天其運乎、地其處乎、孰主張
是、孰綱維是、孰居無是、而推行是、意者其有機緘而
不得耶、意者其有轉運而不能自止耶、等語、因思鍼
灸膏摩之鍼字可作緘解、鍼機緘也、如緘之固封也、
灸字象形、火藏於下、灼也、陽能生陰、陰能生陽、人身
太陽大氣緘於氣府中以生其陰、陰陽轉運表裏環

抱周身不息氣液流通關節自然膏潤四肢自不重滯九竅自不閉塞緘中大氣不溫其機不靈關節即不潤四肢即重滯九竅即閉塞如此即以甘溫藥灼緘中之大氣以治之則論中諸鍼字作緘解似無不可茲就管窺識之簡端末卜　高明以為然否

傷寒雜病論指歸卷之一

陰陽大論

夫人稟五常因風氣而生長風氣雖能生萬物亦能害萬物如水能浮舟亦能覆舟若五藏元真通暢人即安和客氣邪風中人多死千般疢難不越三條一者經絡受邪入藏府為内所因也二者四肢九竅血

傷寒指歸　陰陽大論卷之一　一

脈相傳壅塞不通爲外皮膚所中也三者房室金刃
蟲獸所傷以此詳之病由都盡若人能養慎不令邪
風干忤經絡適中經絡未流傳府藏即醫治之四肢
纔覺重滯即導引吐納鍼灸膏摩勿令九竅閉塞更
能無犯三法禽獸災傷房室勿令竭乏服食節其冷
熱苦酸辛甘不遺形體有衰病則無由入其腠理腠

者是三焦通會元真之處理者是皮膚藏府之文理也

五常即五行也五行轉運天地間未嘗停息人稟天地五行亦未嘗停息未嘗停息之所以然（昊人稟五藏常因風氣而生長）者依附陽氣由乎而生之長之陽得陰則生萬物陽失陰則害萬物曰風氣雖能生萬物亦能

傷寒指歸　陰陽大論卷之一　二

害萬物。陰得陽則化萬物、陰失陽則害萬物、又
曰如水能浮舟亦能覆舟。藏藏也、元真天一始
生之真陽也、五行之氣藏軀殼中得始生真陽
通暢不失其常人即安和。（曰若五藏元真、通暢、人即安和）客寄也、邪不正也、風
陽氣也、中讀作得、陽氣寄於身中應至而不至
不應至而至、此謂之不正也、不正陽氣不得於

陰不得於陰人多死曰客氣邪風中人多死疢熱病也熱陽氣也難患也千般之病皆患陽氣不得於陰曰千般疢難不越三條一者太陽也經常也絡繞也受得也入逆也藏藏也府軀殼也內裏也經常中得太陽陽氣偏而不正逆於藏裏不能環繞軀殼爲裏之所藏而輸（不寓）轉之因裏之所指陰土之處也

傷寒指歸　陰陽大論卷之一　三

也曰一者經絡受邪入藏府為內所因也二者
陽明也四肢手足也九竅眼耳口鼻與前後二
陰也傳轉也外表也陽開氣明四肢九竅血脉
相傳若壅塞不通不能為表至皮膚之所中也
曰二者四肢九竅血脉相傳壅塞不通為外皮
膚所中也三者少陽也地四天九相得合而為

金刃堅也三陽陽氣來復半裏謹房室順閉藏之令得天之金氣堅固以安伏藏之性毋使宣泄之所以損其陽曰三者房室金刃蟲獸所傷（曰以此詳之病由都盡）詳審也由式也盡悉也以此審之病式都悉養使也慎謹也干犯也忤逆也適偶也若人能使之謹慎不令陽氣有偏犯逆經絡陽氣偶偏得

於經絡未布府藏即誠意治之曰若人能養慎不令邪風干忤經絡適中經絡未流傳府藏即醫治之吐舒也納藏也鍼機絨也灸灼也膏潤也摩按摩也四肢纔覺重滯即導引陽氣舒藏

令使也

曰四肢纔覺重滯即導引吐納鍼灸膏摩勿令九竅閉塞

灼機絨潤摩關節勿使九竅閉塞更再也禽獲也獸守備也災害也傷損也再能無犯三法獲

使

守其陽無害無損謹房室勿令陽竭陰乏衣服
飲食節其寒溫苦酸辛甘氣味不遺形體有衰
量更能無犯三法禽獸災傷房室勿令竭乏服食節其冷熱苦酸辛甘不遺形體有衰
病字從丙凡病象一陽陽氣不內藏也入逆也
如能無犯三法則陽氣無由逆其腠理曰病則
無由入其腠理腠者是三焦通會元真之處理
者是皮膚藏府之文理也

問曰上工治未病何也師曰夫治未病者見肝之病知肝傳脾當先實脾四季脾王不受邪即勿補之中工不曉相傳見肝之病不解實脾惟治肝也夫肝之病補用酸助用焦苦益用甘味之藥調之酸入肝焦苦入心甘入脾脾能傷腎腎氣微弱則水不行水不行則心火氣盛則傷肺肺被傷則金氣不行金氣不

行則肝氣盛則肝自愈此治肝補脾之要妙也肝虛則用此法實則不在用之經曰虛虛實實補不足損有餘是其義也餘藏準此

肝屬木主春氣木以達為用脾屬土主地氣土以虛為補傳轉也布也當主也實虛之對也見肝之病知肝木之春氣不達不能轉布脾土陰

木之春氣不達即上文一者經絡受邪入藏府為內所因也

上工良醫也

考農人云田間之土宜疏泄土實則五穀不旺而色黄非耕虛土氣不可土氣疏泄水氣行不含土中諸穀葉絲而榮盛此土疏木達之

液從左上吐主先知脾土氣實不虛也治之以達木疏土為要曰上工治未病（問何也師曰夫治未病者見肝之病知肝傳脾當先實脾）四季春夏秋冬也脾土也王盛也補助也受得也邪偏也春夏秋冬四季土盛生長收藏之氣不得有偏勿助之曰四季脾王不受邪即勿補之中工不曉陰陽氣液都藏土中互相轉布見肝之病不解達

明徵如盆間花草之土亦宜虛土實則水含土中根核也根亥時也不能疏泄而葉黃落或土實水乾而葉黃落無水濟之而葉黃落皆由土板之源水

曰中工不曉相傳見肝之病不解實脾惟治肝也

木疏土謀治肝也酸木味也主收入藏也肝木氣也酸味能收木氣回還牟裏藏於土中為之補補者補在下陽氣不足於根也故補用酸酸入肝焦苦火味也主降心陽也苦味能降陽氣回還牟裏下為之助助者助酸味斂木氣以歸根也故助用焦苦焦苦入心甘土味也脾土也

液有餘不足之源水所致欲知花性先知培土土爲萬物之母人之脾土爲病亦然凡治病必求其本人之黄病皆由土不疏也土宜疏泄土疏則木達水行

甘味能補土味之不足調和陽氣内藏於土從子左吐也曰益用甘味之藥調之甘入脾尤君在經曰酸入肝以下十五句疑非仲聖原文類後人謬添註脚編書者誤收之也愚竊思之十五句中有至理存焉非誤收也肝木也春氣也心陽也脾土也腎生也木之春氣不達土氣不

夫肝之病補用酸助用焦苦

酸入肝焦苦入心

微弱不强也傷損也被表也愈勝也

實而

傷寒指歸　陰陽大論卷之一　八

而水火濟濟此即五行相尅不能相生之意故人之面色榮而華人稟五行之氣相生人之肉屬土脾病發黃之源皆由土實有水含土中致肉腫痿

疏則生陽微弱之氣不強生陽微弱之氣不強則水不行水不行則回不能上濟於火火無水濟火氣自盛於上肺金脾能傷腎腎氣微弱則水不行水不行不能土之陰則損而不降肺之表傷則金氣不行金氣濟於火則回心火氣盛脾主地氣為裏肺主天不行則木氣自勝於外不回還於內上工知此達氣為表裏之陽氣不升表之陰氣不降則回心木疏土之要妙也曰脾能傷腎腎氣微弱則水火氣盛則傷肺被表也愈勝也肺之表傷則金不行水不行則心火氣盛則傷肺肺被傷則金氣不行金氣不行則木氣自勝於外不回還於

黄神倦心悸頭眩目花現諸形證俗謂之黄病也有血少液虚發黄只黄而不腫也湯方以調中真武法疏土行水兼進加味黑地黄丸疏補運脾土隱處之濕

氣不行金

内則曰金氣不行則肝氣盛則肝自愈土王知
之此治肝補脾之要妙也肝虛則用此法收斂
陽氣内藏運陰土之液助火土之味引達木氣
疏其土氣實充實也肝氣充實内外則不在用
之曰肝虛則用此法實則不在用之肝虛則脾
實肝實則脾虛經曰虛虛實實補不足損有餘

傷寒指歸　陰陽大論卷之一　九

是其義也餘藏他藏也準倣也他藏倣此曰餘藏準此
肝氣木氣也木得春氣充實於外則枝葉榮木
得秋氣充實於内則根核茂木氣達外謂之肝
實不能達外謂之肝虛肝虛則脾土之氣不疏
謂之脾實肝實則脾虛肝虛則脾實此之謂也

問曰陽病十八何謂也師曰頭痛項腰脊臂脚掣痛
陰病十八何謂也師曰欬上氣喘噦咽腸鳴脹滿心
痛拘急五藏病各有十八合為九十病人又有六微
微有十八病合為一百八病五勞七傷六極婦人三
十六病不在其中清邪居上濁邪居下大邪中表小
邪中裏槃飪之邪從口入者宿食也五邪中人各有
傷寒指歸　陰陽大論卷之一　十

法度風中於前寒中於後濕傷於下霧傷於上風令脈浮寒令脈急霧傷皮腠濕留關節食傷脾胃極寒傷經極熱傷絡

陽指半表也病指陽氣浮也十數之具一為東西丨為南北則四方中央具矣為之十八別也象分別相背之形陰陽氣液從子外開陽背陰

丨古本切讀若袞象數之縱說文上下相通也引而

上行讀若囟引而下行讀若退

開則氣浮半表下半表上經道之陰失其陽溫則病頭痛項腰脊臂脚掣痛此半表之六病也問曰陽病十八何謂也師曰頭痛項腰脊臂脚掣痛陰指半裏也陰陽氣液從午內闔陰背陽闔則氣浮半裏上半裏下經道之陰失其陽溫則病欬上氣喘噦咽腸鳴脹滿心痛拘急此半裏之六病也曰陰病十八何謂也師曰欬上氣喘噦咽腸鳴脹滿心痛拘急五五行也藏

傷寒指歸　陰陽大論卷之一　十一

藏也五行包藏體中各有東西南北中央之數應天地陰陽升降轉運如環無端晝夜不息九陽之變也一變而為七七變而為九一變謂少陽陽氣由子外開來復於午而為七九變謂老陽陽氣由午內闔藏於戌來復於子而為一陰陽合抱轉運四方中央各有十數陰陽相背則

病曰五藏病各有十八合為九十病有審也陰
變於六正於八六亥時也八午時也又審人身
幽微處陰液得陽氣變於六正於八如陰液不
得陽氣變於六正於八陰陽相背為病曰人又
有六微微有十八病合為一百八病五土之數
傷損也
也七少陽來復之數也陽氣不來復於子則浮

傷寒指歸　陰陽大論卷之一　十二

於上謂之勞陰得陽而生陽不來復於子則上
之陰液不生謂之損六極四方上下也冬之極
地之一陽來復於子在下之陰和陽氣外開明
半表地支之六數夏之極天之一陰來復於午
在上之陽和陰液內闔明半裏地支之六數陽
不來復於子而天一生水不能成於地支四方

上下謂之六極、曰五勞七傷六極婦人陰也十
二地支亦陰也每字有陰陽者三於陰陽有偏
即病十二字合之為三十六病曰婦人三十六
（五勞七傷六極）
病不在其中謂其論詳載金匱中不在傷寒論
中也清寒也陰氣也陽氣闔而不開其陰居上
（曰五勞七傷六極婦人三十六病不在其中）
曰清邪居上濁重也陽氣開陰不隨之上開則

傷寒指歸　陰陽大論卷之一　十三

水重濁而居下，曰濁邪居下。大半表也，小半裏也。半表陽氣有偏，即得半表陽失陰和之為病；半裏陰氣有偏，即得半裏陰失陽溫之為病。曰大邪中表，小邪中裏。槃與馨同，飪為烹調生熟之節，宿任也。食偽也，馨飪可口，多食之而滯停。滯停於中，陰液往下，不能和陽氣上吐，其陰不

上如人偽其言而爽其約也曰槃飪之邪從口
入者宿食也五邪中人各有法度此二句指上
文之五邪得人其治法各有常度也風陽氣也
曰五邪得人各有法度
前半表也陽氣為病得於半表寒陰氣也後半
裏也陰氣為病得於半裏曰風中於前寒中於
後濕水氣也傷損也水氣損於下氣液不能熏

蒸如霧至表而又損上曰濕傷於下霧傷於上
風陽氣也令善也陽失陰固而氣善浮寒陰氣
也急緊也陰失陽温而氣善緊曰風令脉浮寒
令脉急陰陽氣亂曰霧腠者三焦通會元真之
處陰陽氣液内亂不能熏蒸澤膚曰霧傷皮腠
氣液不能熏蒸澤膚而水氣留於關節曰濕留

關節。穀食全賴陽氣蒸化，陽少食多，不能蒸化
則損脾胃。曰食傷脾胃。極至也。寒陰氣也。陰氣
至極，陽不來復於上半表經道，陽損熱陽氣也。
陽氣至極，陰不來復於下半裏絡道，陰損曰極
寒傷經，極熱傷絡。

問曰有未至而至有至而不至有至而不去有至而太過何謂也師曰冬至之後甲子夜半少陽起少陽之時陽始生天得溫和以未得甲子天因溫和此為未至而至也以得甲子而天未溫和為至而不至也以得甲子而天大寒不解此為至而不去也以得甲子而天溫如盛夏五六月時此為至而太過也

傷寒指歸　　陰陽大論卷之一　　十六

一年十二箇月、一晝夜十二箇時辰、一年有春夏秋冬四時、一晝夜亦有春夏秋冬四時、冬至之後甲子夜半少陽起、謂一陽來復於子也、一陽來復於子、夜半少陽起、少陽之時陽始生、天得温和、一陽未復於子、少陽起、天因温和、此為時未至而氣至也、一陽來復於子、少陽起、而天

甲、次第也、

未温和此為時至而氣不至也一陽來復於子少陽起此為時至而天之寒氣不解此為至而不去也一陽來復於子少陽起而天氣温暖如盛夏五六月時此為氣至而太過也

問曰經云厥陽獨行何謂也師曰此爲有陽無陰故稱厥陽

厥其也其陽獨行此爲有陽無陰故稱厥陽

師曰寸口脈動者因其王時而動假令肝王色青四時各隨其色肝色青而反色白非其時色脈皆當病

寸口半表也脈中之陰而見動者因其時至氣王也而色亦應之如肝木王於春得雷以動之風以散之而木之色青此其常也推之四時各隨其色色當青而反色白非其時也非其時也

曰寸口脈動者因其王時而動

曰假令肝王色青

而半表之血脉應之不動曰色脉皆當病四時各隨其色肝色青而反色白非其時

問曰病人有氣色見於面部願聞其說師曰鼻頭色青腹中痛苦冷者死鼻頭色微黑者有水氣色黃者胷上有寒色白者亡血也設微赤非時者死其目正圓者痓不治又色青為痛色黑為勞色赤為風色黃者便難色鮮明者有留飲

鼻頭屬土青木氣也木氣現鼻端土上是幽微

傷寒指歸　陰陽大論卷之一　十九

處之生氣外出不來復腹中土之濁陰失陽氣
温通而痛苦急也如於腹中急冷陽不來復者
死曰鼻頭色青腹中痛苦冷者死黑水色也水
氣現鼻端土上是陰霾之氣布於上離日當空
失明也曰鼻頭微黑色者有水氣黄土色也寒陰
氣也土失水榮鼻端外現黄色是半裏上之陰

失其陽溫曰色黄者胷上有寒。白金色也亡失也土失血榮面色外現白色曰色白者亡血也。微幽微處也赤火色也如幽微處之火氣外現於面非其時曰設微赤非時者死。目得陽而開得陰而闔其目開而正圓者經中陽氣失其陰闔曰其目正圓者痙不治。青東方生色也生陽

人之二目系於腦通於脊背經道痙經中病也

傷寒指歸　陰陽大論卷之一　三十

之氣浮外不能內温陰土之陰陰土之氣不通而痛曰色青為痛黑水氣也勞火炎上也陽氣炎上不藏於下水之陰氣亦隨陽氣浮外不藏布於面曰色黑為勞赤火色也風陽氣也陽氣鼓於上半裏上陰氣過之而面現火色曰色赤為風便順利也難患也太陽陽氣不能順利於

裏而患於表土失其温水不禜上曰色黄者使
難鮮少也明陽明也陽開少明中有留飲曰色
鮮明者有留飲經云水病人目下有卧蠶面色
鮮澤也

師曰病人脉浮者在前其病在表浮者在後其病在裏腰痛背強不能行必短氣而極也

浮陽浮也前半表也陽氣從左不升浮半表下曰病人脉浮者在前其病在表後半裏也陽氣從右不降浮半裏上曰浮者在後其病在裏腰下半表下也腰上半表上也痛不通也短少也

少上聲

短氣是半裏陰陽氣液上升半表不足也

極至也半表下陽氣不通而痛必少陽氣上至曰腰痛背強不能行必短氣而極也

師曰病人語聲寂寂然喜驚呼者骨節閒病語聲喑喑然不徹者心膈閒病語聲啾啾然細而長者頭中病

骨滑諧聲

寂寂然求其靜也呼吹氣聲也骨滑也腎主骨骨屬陰主靜骨節閒陰滯不滑故病人求其靜喜驚呼者求陽氣滑利其陰也曰病人語聲寂

寂然喜驚呼者骨節間病。喑喑然不徹者語無聲響也心膈之間也膈間病則氣道塞而音不彰曰語聲喑喑然不徹者心膈間病。啾啾然小兒聲也頭中陽氣不通而病則聲不敢揚膈間氣道自如其聲細而長也曰語聲啾啾然細而長者頭中病。

病人身大熱反欲得近衣者熱在皮膚寒在骨髓也
身大寒反不欲近衣者寒在皮膚熱在骨髓也
皮膚屬金主天氣骨髓屬水主地氣病人身大
熱反欲衣覆之是太陽陽氣浮半表上喜鬱蒸
之氣求半裏下水液外達半表固陽氣內闔半
裏曰病人身大熱反欲得近衣者熱在皮膚寒

傷寒指歸　陰陽大論卷之一　二四

在骨髓也。病人身大寒反不欲衣覆之，是太陽陽氣鬱蒸半裏下，不能外通半表上，喜開通之氣求半裏下陽氣外達半表也。曰身大寒反不欲近衣者，寒在皮膚，熱在骨髓也。人身太陽陽氣運行周身，如日在天，太天氣下流於地，陽氣從午內闔，則皮膚外清而不熱，骨髓

内温而不寒、人身太陰陰氣運行周身如水在
地地氣上承於天陽氣從予外開則骨髓内清
而不熱、皮膚外温而不寒、

病有發熱惡寒者發於陽也無熱惡寒者發於陰也發於陽者七日愈發於陰者六日愈以陽數七陰數六故也

子為陽午為陰病得陽氣先陰從子左開浮半表下陽失陰固發熱半裏上陰失陽溫惡寒曰病有發熱惡寒者發於陽也熱陽氣也無陽氣

從午右闔半裏下陰失陽溫惡寒白無熱惡寒者發於陰也陽得陰固變於七闔於午曰發於陽者七日愈以陽數七故也陰得陽化變於六開於子曰發於陰者六日愈以陰數六故也

七午數也

六亥數也

問曰寸脈沈大而滑沈則為實滑則為氣實氣相搏
血氣入藏即死入府即愈此為卒厥何謂也師曰脣
口青身冷為入藏即死如身和汗自出為入府即愈
寸指半表沈指半裏沈大指半裏陰土實而不
故
虛田沈則為實而能也而滑指陽氣能滑利半
故
表田滑則為氣半裏陰土實而不虛其氣不滑
曰寸脈沈大而滑沈則為實滑則為氣
傷寒指歸　陰陽大論卷之一　三乇

寫輸轉也

曰實氣相搏血陰也氣陽也入逆也藏藏也陰陽血氣逆於半裏藏而不寫曰血氣入藏即死府軀殼也不逆逆於藏而逆於軀殼曰入府即愈

辨明逆藏逆府卒厥此何故也曰此為卒厥何謂也

脣口內應脾土身伸也舒也陰陽血氣藏而不寫不能伸舒半表回還半裏土禁脣口之陰曰

為入藏

脣口青身冷即死陽氣陰液轉運表裏外達毛

竅此身和汗自出曰為入府即愈。曰如

傷寒指歸　陰陽大論卷之一　二十八

問曰脈脫入藏即死入府即愈何謂也師曰非為一病百病皆然譬如浸淫瘡從口起流向四肢者可治從四肢流來入口者不可治病在外者可治入裏者即死

脈血脈也脫離也入逆也藏藏也陽氣脫離乃曰脈脫入藏即死血脈逆於藏裏如藏而不寫即死府軀殼也陽

氣陰液轉運表裏外達毛竅身和汗自出為入府即愈問曰何謂也師曰非為一病百病皆然

入府即愈

譬如浸淫瘡從口起循脈理流向四肢者可治從四肢循脈理流來入口者不可治病在外者可治入裏者即死謂人之百病入府可治入藏即死肌中濕水外溢浸漬成瘡為之浸淫瘡

師曰息搖肩者心中堅息引胷中上氣者欬息張口短氣者肺痿吐沫

氣從心達曰息心中半裏上下之中也堅土之陰氣結也陰氣堅結於中其氣從心外達半表上不利半裏上曰息搖肩者心中堅胷中半裏上也主降欬逆也半裏上氣降不利則逆逆則

欬曰息引胷中上氣者欬。口半裏上也短少也
痿痹也尊上氣液不右降故張口卑下氣液不
左升故少氣曰息張口短氣者肺痿吐沫

師曰吸而微數其病在中焦實也當下之則愈虛者不治在上焦者其吸促在下焦者其吸遠此皆難治呼吸動揺振振者不治

吸入氣也數急也中焦土也當王也下半裏下也其氣入之微而出之急其病在中焦土實王半裏之陰得陽氣温通中土氣疏升降氣利則

傷寒指歸　陰陽大論卷之一　三十

愈曰吸而微數其病在中焦實也當下之則愈虛者謂中土陽氣虛不可以下法治曰虛者不治促近也在上焦之氣難降者其氣近在下焦之氣難升者其氣遠此屬地天氣交不利曰在上焦者其吸促在下焦者其吸遠此皆難治呼吸者地天氣交升降出入也其氣出入動摇振

振其身不能自主此屬地天之氣不交曰呼吸
動搖振振者不治。

師曰五藏病各有所得者愈五藏病各有所惡各隨其所不喜者爲病病者素不應食而反暴思之必發熱也

五五行五味也藏藏也五行五味藏於土中各有所得之氣味調和者愈曰五藏病各有所得者愈觀其五行五味各有所惡所不喜者知何

藏爲病曰五藏病各有所惡各隨其所不喜者爲病應當也暴忽也病人平素不當食之物而反忽思之食爲陰全賴陽氣蒸化食入陰盛於中其陽不復於內必浮外發熱曰病者素不應食而反暴思之必發熱也

夫諸病在藏欲攻之各隨其所得而攻之如渴者與猪苓湯餘藏倣此

藏裏也攻治也夫諸病在裏欲治之當隨其所得而治之如半裏之陰液不利半表上而渴者與猪苓湯餘藏倣此

如半裏陰液外出毛竅為汗多口渴者不可與猪苓湯

傷寒指歸　陰陽大論卷之一　三十四

夫病痼疾加以卒病當先治其卒病後乃治其痼疾也

痼久固之疾也卒暴病也夫病人有久固之疾加以暴病當先治其暴病後乃治其久固之疾也使人知其治病有緩急先後之序

傷寒指歸　陰陽大論卷之一　三五

傷寒雜病論指歸陰陽大論卷之一終

太陽乙編

竹生

傷寒指歸

傷寒雜病論太陽篇指歸卷之一原文

太陽篇

太陽之為病脈浮頭項強痛而惡寒

太陽病發熱汗出惡風脈緩者名為中風

太陽病發熱而渴不惡寒者為温病若發汗已身灼熱者名曰風温風温為病脈陰陽倶浮自汗出身

中作得讀

重多眠睡息必鼾語言難出若被下者小便不利直視失溲若被火者微發黃色劇則如驚癇時瘈瘲若火熏之一逆尚引日再逆促命期

太陽病或已發熱或未發熱必惡寒體痛嘔逆脈陰陽俱緊者名曰傷寒

頗平聲

傷寒一日太陽受之脈若靜者為不傳也頗欲吐若

傳去聲

躁煩脈數急者為傳也傷寒二三日陽明少陽證

不見者為不傳也

太陽病欲解時從巳至未上

太陽病頭痛至七日以上自愈者以行其經盡故也

若欲作再經者鍼足陽明使經不傳則愈

太陽中風陽浮而陰弱陽浮者熱自發陰弱者汗自

出嗇嗇惡寒淅淅惡風翕翕發熱鼻鳴乾嘔者桂枝湯主之

太陽中風脉浮緊發熱惡寒身疼痛不汗出而煩躁者大青龍湯主之若脉微弱汗出惡風者不可服服之則厥逆筋惕肉瞤此為逆也

風家表解而不了了者十二日愈

太陽病頭痛發熱汗出惡風者桂枝湯主之
太陽病初服桂枝湯反煩不解者先刺風池風府却
與桂枝湯則愈
服桂枝湯大汗出脉洪大者與桂枝湯如前法若形
如瘧日再發者汗出必解宜桂枝二麻黃一湯
服桂枝湯大汗出後大煩渴不解脉洪大者白虎加
傷寒指歸　太陽篇卷之一原文　三

人參湯主之

發汗後不可更行桂枝湯汗出而喘無大熱者可與

麻黄杏子甘草石膏湯主之

下後不可更行桂枝湯若汗出而喘無大熱者可與

麻黄杏子甘草石膏湯

太陽病項背強几几反汗出惡風者桂枝加葛根湯

主之

太陽病項背強几几無汗惡風者葛根湯主之

桂枝本為解肌若其人脉浮緊發熱汗不出者不可與之常須識此勿令誤也

若酒客病不可與桂枝湯得湯則嘔以酒客不喜甘故也凡服桂枝湯吐者其後必吐膿血也

燒鍼令其汗鍼處被寒核起而赤者必發奔豚氣從
少腹上衝心者灸其核上各一壯與桂枝加桂湯
更加桂二兩
太陽病下之後其氣上衝者可與桂枝湯方用前法
若不上衝者不可與之
太陽病三日已發汗若吐若下若溫鍼仍不解者此

為壞病桂枝湯不中與也觀其脈證知犯何逆隨證治之

太陽病下之微喘者表未解故也桂枝加厚樸杏仁湯主之

喘家作桂枝湯加厚樸杏子佳

太陽病發汗遂漏不止其人惡風小便難四肢微急

難以屈伸者桂枝加附子湯主之

太陽病桂枝證醫反下之利遂不止脉促者表未解也喘而汗出者葛根黃芩黃連湯主之

太陽病下之後脉促胷滿者桂枝去芍藥湯主之若微惡寒者桂枝去芍藥方中加附子湯主之

太陽病得之八九日如瘧狀發熱惡寒熱多寒少其

人不嘔圊便欲自可一日二三度發脉微緩者為
欲愈也脉微而惡寒者此陰陽俱虛不可更發汗
更下更吐也面色反有熱色者未欲解也不能得
小汗出身必癢宜桂枝麻黃合半湯
二陽併病太陽初得病時發其汗汗先出不徹因轉
屬陽明續自微汗出不惡寒若太陽病證不罷者

不可下下之為逆如此可小發汗設面色緣緣正赤者陽氣怫鬱在表當解之熏之若發汗不徹不足言陽氣怫鬱不得越當汗不汗其人煩躁不知痛處乍在腹中乍在四肢按之不可得其人短氣但坐以汗出不徹故也更發汗則愈何以知汗出不徹以脉濇故知也

太陽病發熱惡寒熱多寒少脈微弱者此無陽也不可發汗宜桂枝二越脾一湯

太陽病外證未解脈浮弱者當以汗解宜桂枝湯

服桂枝湯或下之仍頭項強痛翕翕發熱無汗心下滿微痛小便不利者桂枝去桂加茯苓白朮湯主之

傷寒脉浮自汗出小便數心煩微惡寒脚攣急反與桂枝湯以攻其表此誤也得之便厥咽中乾煩躁吐逆者作甘草乾薑湯與之以復其陽若厥愈足温者更作芍藥甘草湯與之其脚即伸若胃氣不和譫語者少與調胃承氣湯若重發汗復加燒鍼者四逆湯主之

言字恐至字譌

問曰證象陽旦按法治之而增劇厥逆咽中乾兩脛拘急而譫語師曰言夜半兩足當溫兩脚當伸後如師言何以知此答曰寸口脈浮而大浮則為風大則為虛風則生微熱虛則兩脛攣病證象桂枝因加附子參其閒增桂令汗出附子溫經亡陽故也厥逆咽中乾陽明內結譫語煩亂更飲甘草乾

薑湯夜半陽氣還兩足當溫脛尚微拘急重與芍藥甘草湯爾乃脛伸以承氣湯微溏則止其譫語故病可愈

太陽與陽明合病者必自下利葛根湯主之

太陽與陽明合病不下利但嘔者葛根加半夏湯主之

太陽與陽明合病喘而胸滿者不可下宜麻黄湯主之

太陽病頭痛發熱身疼腰痛骨節疼痛惡風無汗而喘者麻黄湯主之

太陽病十日已去脈浮細而嗜卧者外已解也設胸滿脅痛者與小柴胡湯脈但浮者與麻黄湯

傷寒脈浮緩身不疼但重乍有輕時無少陰證者大
青龍湯發之
傷寒表不解心下有水氣乾嘔發熱而欬或渴或利
或噎或小便不利少腹滿或喘者小青龍湯主之
傷寒心下有水氣欬而微喘發熱不渴服湯已渴者
此寒去欲解也小青龍湯主之

傷寒雜病論太陽篇指歸卷之一

太陽篇

太陽之為病脈浮頭項強痛而惡寒

天地純陰人之肌表象乎天地亦純陰也太大也陽揚也天地純陰之氣全賴太陽大氣發揚上下陽氣發揚上下轉運不息和而不偏者賴

傷寒指歸　太陽篇卷之一　一

天地純陰之氣外固其陽內守其陽也肌表純陰之氣亦全賴身中太陽大氣發揚上下陽氣發揚上下轉運不息和而不偏者賴肌表純陰之氣外固其陽內守其陽也人身太陽大氣居身之中行乎背項及頭環抱周身表裏人之背項及頭如日之赤道居天之中環抱大地表裏

仲聖舉天之太陽以喻人身之太陽所以標太陽之所為之為二字指太陽大氣發揚上下之所以然指太陽陽開於子之所以然指太陽陽氣先陰而開氣浮半表下為病之所以然太陽陽氣由子先陰而開氣浮半表下陽無陰固故脈應之浮陽浮半表下不來復半表上背項經

南北為經東西為緯緯即絡也

道之陰失陽氣溫通故證應之頭項強痛陽氣
浮半表下半裏上肌表之陰失其陽溫故而惡
寒曰太陽之爲病脉浮頭項強痛而惡寒
有客問於余曰首條提綱無發熱二字有而惡
寒三字何也余曰太陽陽氣由子初開半裏之
下半表之上氣候相平不寒不熱故不標發熱

二字如太陽陽開氣浮半表下半裏上肌表之
陰先失陽温故曰而惡寒
天地純陰全賴太陽大氣温之運之外人竊疑
其非夫乾為天坤為地天陽地陰人人知之今
謂天為陰似未經前人道過其疑也固宜豈知
天之陰為陽中之至陰地之陰為陰中之至陰

太陽大氣發揚上下必得天之金氣堅固其陽而陽始不洩故説卦傳云乾為天為金為寒為冰況陽為太陽日也火也天下豈有如日之麗如火之熱而其氣為寒為冰乎又黄帝素問經云手太陰肺屬金主天氣足太陰脾屬土主地氣然則天之為陰也明甚故人身一小天地其

病傷寒也乃肌表之金氣不清肅而為冬冬寒
損去陽不內藏戊土以致陽氣浮外發熱百病
由此而起而或者曰離為陰卦何以又為熱為
火不知陽本無質必得陰而始明離內陰外陽
如火之燃物火在外也

太陽病發熱汗出惡風脉緩者名為中風

發揚也熱陽氣也汗陰土液也緩遲緩也名明也中讀作得風陽氣也太陽開病陽氣陰液發揚半表下而氣浮陰液外出毛竅陽無陰固故發熱汗出陰陽氣液浮半表下半裏上陰失陽温故惡風陰陽氣液浮半表下發熱汗出脉道

陽無陰固此指陽氣失陰和之

陰液出毛竅脉道中陽失陰助其脉緩

中土運之陰陽遲而緩故脉緩此明太陽開陽氣陰液得浮半表下為病曰太陽病發熱汗出惡風脉緩者名為中風非謂外之風邪直入毫毛如矢石之中人也

太陽病發熱而渴不惡寒者為温病若發汗已身灼熱者名曰風温風温為病脉陰陽俱浮自汗出身重多眠睡息必鼾語言難出若被下者小便不利直視失溲若被火者微發黄色劇則如驚癇時瘈瘲若火熏之一逆尚引日再逆促命期

發揚也熱陽氣也渴欲飲也太陽開病陽氣浮

半表下半裏上陰失陽溫當惡寒陽氣外揚氣至太過曰太陽病發熱而渴不惡寒者為溫病汗陰土液也己己土也身伸也灼炙也風春氣也溫夏氣也若春行夏令己土陰液隨陽氣外揚為汗陽氣轉運不順其時直伸於外其熱如火炙曰若發汗己身灼熱者名曰風溫春行夏

己未脾土也

令脈道中陰陽氣液俱浮半表上曰風温為病脈陰陽俱浮自汗出。重不輕也。眠目合也。陽氣內固其身輕其目喜開。陽氣外浮其身重其目喜闔。陰陽氣液俱浮半表上。肌體之陰重而不輕。〔其目多合〕曰身重多眠。陰陽氣液俱浮半表上清降之氣為之壅滯。曰睡息必鼾。語言難出。被覆也。下清降之氣指肺金之陰氣也半裏下也、小半裏也、便利也、如陰陽氣液覆半表上不回還半裏下者半裏下陰液不利半表上上之目睛系直下之尿脬系鬆曰若被下者小便不利直視失溲、被表也、火隨也、如陽逆半表上陰液隨陽外泄不多者祇皮膚發黃色曰若被火者微發黃色、劇甚也、如甚者則內傷己土中榮內之陰血手足之筋失其柔和致如驚癇時瘈瘲營血不榮己土其黄若火熏之皮色黄黑也曰劇則如驚癇時瘈瘲若火熏之一陽也逆不順也尚上也引伸也再二也一陽舉不順其時上伸半表一陽逆也陽氣上伸半表不順其時來復半裏二陽逆也一逆二逆陰陽

氣液迫於半表不能期復半裏而土無信土無信則命不立無生理也。曰一逆尚引日，再逆促命期。

太陽病或已發熱或未發熱必惡寒體痛嘔逆脈陰陽俱緊者名曰傷寒

或未定之辭已未二字勿作巳畢猶未講此二字謂巳時未時兩箇時辰發開也熱陽氣也太陽開於子明於卯闔於午藏於酉或至巳時陽氣不回還於巳闔於午浮半表上發熱曰或已

太陽病

發熱或至未時陽氣不從幽昧處去藏於邪浮
半裏上發熱曰或未發熱必表識也表識陽氣
浮半裏上不內温半表下之陰曰必惡寒陽氣
浮半裏上半表下之陰不舒曰體痛體第也嘔（身體之陰不能液榮第温通）
吐也逆不順也陽氣逆半裏上不順利半裏下（浮　反逆半裏表上）
焉能次第從子上吐曰嘔逆緊不舒也陽不內（陰液　氣浮）

半裏上

藏於邪脈道中陰陽氣液往來表裏不舒曰脈陰陽俱緊者名曰傷寒

條中兩箇或字包括全部傷寒何也或太陽陽氣先陰而開子氣浮半表下發熱半裏上惡寒或陽氣不回還於巳浮半表上發熱半裏下惡寒或陽氣不向幽昧處去藏於邪浮半裏上發熱

傷寒指歸　太陽篇卷之一　十

半表下惡寒、陽不內藏半裏下即短半裏下、或太陰為病或少陰為病或厥陰為病、一箇必字表識六經發熱惡寒的規矩。

戌土脾土也

傷寒一日太陽受之脈若靜者為不傳也頗欲吐若躁煩脈數急者為傳也傷寒二三日陽明少陽證不見者為不傳也傳去聲頗平聲

一日子時也受承也若如也靜動之對也傳轉也布也冬寒損去陽不內藏戌土半裏下陰陽氣液焉能從子上承陽主動陰主靜如脈中陰

靜而不見動者為太陽陽氣未能轉布從子上承曰傷寒二日太陽受之脈若靜者為不傳也煩偏也欲之為言續也數陽氣也急迫也陽氣偏浮表裏內藏失時陰土失溫如陽氣從子急迫上吐未能溫生在下之陰其陰則躁陽氣從子急迫上吐無陰和之其陽則煩陽無陰和陽

此躁字當作寒躁解

迫脈中其脈數急此為陽氣轉布從子上承未
得陰和白頗欲吐若躁煩脈數急者為傳也二
三日丑寅時也證驗也驗半裏上陽氣未藏於
卯不能從子上吐交紐於丑引達於寅明於卯
曰傷寒二三日陽明少陽證不見者為不傳也
六經病按十二箇時辰以此條傷寒一日太陽

受之爲眉目、

太陽病欲解時從巳至未上、

陽得陰固其陽圓轉表裏太陽病陽氣先陰而開陽失陰固其陽不回還於巳内闔於午浮半表為病欲之為言續也得半裏下陰土之液從子繼續半表其陽得其陰固則回還於巳内闔於午至未時向幽昧處去藏於卯曰太陽病欲

解時從巳至未上。

盡从血謂氣液也
盡从皿不从血
盡同盡下从血不从皿

太陽病頭痛至七日以上自愈者以行其經盡故也（盡）

若欲作再經者鍼足陽明使經不傳則愈

至極也七日午時也經南北也盡（盡）氣液也太陽病陽氣先陰而開浮半表下半表上經道之陰失其陽温故頭痛陽極於午得半裏下陰土氣液從子繼續半表陽得陰固其陽即從午上内

闔半表上經道陰得陽通其頭痛目愈曰太陽病頭痛至七日以上自愈者以行其經盡故也若如也再二也鍼機緘也足續也傳繫也如二陽經氣不闔於午半裏下機鍼不溫使二陽經氣不繫半表上續半裏下當溫其緘陰土溫陽氣續曰若欲作再經者鍼足陽明使經不傳則

愈。

太陽中風陽浮而陰弱陽浮者熱自發陰弱者汗自出嗇嗇惡寒淅淅惡風翕翕發熱鼻鳴乾嘔者桂枝湯主之

中讀作得風陽氣也陽得太陰之陰氣外固其陽不浮陰得太陽陽氣內強其陰不弱太陽陽氣先陰開予未得地之陰和天之陰固其陽氣得陰得陽則強、陽得陰則強、

浮半表下為病曰太陽中風陽浮而陰弱陽浮

不强半裏表上

半表下失天乏陰氣固之其熱從半表下起曰

陰

陽浮者熱自發陽浮半表下半裏下陰土陰液

失陽助之而弱其陰從陽動之外出毛竅為汗

不內和經道之陽曰陰弱者汗自出陰陽氣液

浮半表下不順春生夏長之令宣泄半裏上肌

陽氣不從半表下還半表上闔午藏卯閉藏為冬令故嗇嗇惡寒

表之陰失其陽溫致吝嗇閉藏曰嗇嗇惡寒毛竅從陽開陰液從陽泄半表陽失陰助半裏陰失陽溫惡其汗出又惡其風曰淅淅惡風熱從陽動陽從熱起陽與熱合熱甚如火炙曰翕翕發熱鼻應天氣主清降胃應地氣主溫柔陽氣浮半表下陰液出毛竅其陽不來復半表上向

午內闔地氣不溫升天氣不清降胃土不潤則（肺金失溫）

鼻竅之氣不利而鳴胃土之氣不潤而乾嘔曰（主桂枝湯）

鼻鳴乾嘔者桂枝湯主之陽氣浮半表下半表

半裏上經道之陰不溫主桂枝辛溫溫表裏經（土氣不疏土味不足）

道之陰芍藥苦平疏泄表裏土氣甘草甘平培

在上土味生薑辛溫化氣橫行開表裏絡道之

陰大棗十二枚象地支十二數取味厚汁濃助肌土不足之液合辛温氣味化其陰氣環繞周身須臾再啜熱稀粥一升餘以助藥力半裏上陰温陽氣來復半表上向還半裏氣液和緩肌中遍身漐漐微似有汗者益佳右五味象土之中數以（㕮咀）水七升象陽數得陰來復於七微火煮

汗多陰液更從毛竅泄出經道之陽更少陰和所以要漐漐小汗為佳

象陰陽氣液和緩肌中取三升象三陽陽數來復半表上回還半裏下適寒溫服一升象一陽陽氣開子寒暖之氣適其時也須臾再啜熱稀粥升餘以助藥力半裏表上陰溫陽氣來復半表上回還半裏氣液和緩肌中遍身漐漐微似有汗者益佳

桂枝湯方

桂枝三兩去皮

桂枝祇取稍尖嫩枝內外如一若皮骨不相黏者去之非去枝上之皮也後倣此

病病陽氣浮半表也除去也溫覆以衣覆之不可令

芍藥三兩乾切　甘草二兩炙　生薑三兩切　大棗十二枚擘

右五味㕮咀以水七升微火煮取三升去滓適寒溫服一升服已須臾啜熱稀粥一升餘以助藥力溫覆令一時許遍身漐漐微似有汗者益佳不可令如水流漓病必不除若一服汗出病差停後服不必盡劑若不汗更服依前法又不

汗如水流漓如汗流漓病浮外之陽則無陰固其陽必不去藏於邪

汗後服小促役其間半日許令三服盡若病重者一日一夜服周時觀之服一劑盡病證猶在者更作服若汗不出者乃服至二三劑禁生冷黏滑肉麵五辛酒酪臭惡等物

芍藥本味苦平不酸所以酸者是藥鋪中泡水濕透復以布包奩之取其鬆軟易切不知天生

本味遭此戕賊化爲鳥有曲直酸化味存諸家誤以味酸皆由於此如不信者請取乾芍槳嚼之試其味即知矣張隱菴先生已明於前愚再述之於後務望同志者用整乾切方合經方至理治病無誤也

太陽中風脉浮緊發熱惡寒身疼痛不汗出而煩躁者大青龍湯主之若脉微弱汗出惡風者不可服服之則厥逆筋惕肉瞤此為逆也

風陽氣也浮陽浮也緊不舒也太陽先陰開於子得陽氣浮半表下半裏之陰失陽氣温舒曰

太陽中風脉浮緊陽浮半表下陽無陰固曰發

熱陽浮半表下半裏上陰無陽溫曰惡寒身可屈伸也汗陰土液也出進也陽浮半表下肌土之陰閉塞成冬不通疼痛不有半裏陰液前進半表陽無陰和而煩陰無陽溫而躁曰身疼痛

主大青龍湯

不汗出而煩躁者大青龍湯主之方中重用麻黃苦溫氣味啟陰土之液合陽氣震動半表上

大青龍湯方中重用麻黃開肌腠鬱極之陰若麻黃

用少不能行轉周身故用石膏雞子大一枚外固肌表之陰如無石膏其陰液從毛孔急出浮外之陽無陰內固無陰內和其陽即脱此大青龍湯之關鍵也

交姤於午石膏辛寒清降天氣堅金水表陰以固陽桂枝辛温温表裏經道之陰杏仁苦温滋潤滑利表裏關節之滞陽浮半表下肌土陰塞土味不足於上甘草甘平助在上土味生薑辛温化氣横行疏泄表裏土氣大棗甘平用十二枚取味厚汁濃資助土液合辛温氣味環轉周

身右七味象一陽開陽得陰一變而為七以水九升象陽數得陰七變而為九先煮麻黄減二升去上沫減輕也二陰數也象陽舉而陰從輕也內諸藥煮取三升象三陽也去滓温服一升象一陽開於子也若如也微幽微處也弱不强也陰得陽則强如陽氣得浮半表下半裏脉中

幽微處陰氣不強陰土之液隨陽氣外泄為汗
半裏上陰失陽溫而惡風者曰若脈微弱汗出惡
風者不可服服之則陽氣短於裏逆於表陰陽
大青龍湯
氣液不交易表裏筋失陽溫而惕肉失陰和而
若脈微弱汗出惡風者不可服
瞤此為逆也如此形證急服真武湯曰服之則
厥逆筋惕肉瞤此為逆也

大青龍湯方

傷寒指歸　太陽篇卷之一　三十

麻黄去節六兩　桂枝去皮二兩　甘草炙二兩　杏仁去皮尖五十箇
大棗十二枚擘　生薑三兩切　石膏如雞子大碎綿裹
右七味以水九升先煮麻黄減二升去上沫内諸藥煮取三升去滓温服一升取微似汗汗出多者温粉撲之一服汗出者停後服汗多亡陽遂虛惡風煩躁不得眠也

温粉米粉也如汗多以米粉烘温撲之塞汗孔也人身肌肉屬土藉穀粉之土以塞之

風家表解而不了了者十二日愈

風家表作一句讀解而不了了者作一句讀風陽氣也表半表也太陽開病陽氣浮半表下主桂枝湯疏泄半裏上土氣温半裏上之陰半裏上陰温土疏陽氣來復於午內闔半裏即知桂枝湯方又不知桂枝湯啜粥以助藥力及服法

風家表解之、不當所謂解而不了了、不了了者謂半表下陽失陰固而氣浮半裏上陰失陽溫而氣弱病、不了畢也、仲聖示人（曰風家表解而不了了者）、如其誤藥、不若靜養、俟陽中陰復陰中陽復陰陽氣液自和表裏故曰十二日愈。

陰土之液外出毛竅不和經道之陽陰土之液即地氣也地氣升之不和天氣降之亦不和陽氣浮外發熱有汗不解熱

太陽病頭痛發熱汗出惡風者桂枝湯主之

太陽開病陽氣浮半表下半表上之陰失陽氣溫通故頭痛陽浮半表下陰土之液不（外出毛竅）為陽固故發熱汗出陽浮半表下半裏上陰失陽溫故惡風主桂枝湯溫疏半裏上土氣（半裏上陰溫土疏陽氣來復）曰太陽病頭痛發熱汗出惡風者桂枝湯主之

太陽病初服桂枝湯反煩不解者先刺風池風府却
與桂枝湯則愈
桂枝湯煮取三升初服謂始服一升也反回還
也煩陽失陰和也刺訊決也風池少陽經道也
風府太陽經道也却止也愈進也太陽開病陽
氣浮半表下始服桂枝湯一升半裏上陰温陽

陽先陰後則煩陰先陽後不煩半表上經道之陽少陰和之服小柴胡湯益液和陽闔午

氣回還半表上煩而不解者此陽先陰後訊決半表上經道之陽失陰和之而止與桂枝湯之後服半表上陽得陰和其陽則進半裏曰太陽病初服桂枝湯反煩不解者先刺風池風府却與桂枝湯則愈

服桂枝湯大汗出脈洪大者不煩渴故仍與桂枝湯如前法如煩渴而飲服白虎湯

服桂枝湯大汗出脈洪大者與桂枝湯如前法若形如瘧日再發者汗出必解宜桂枝二麻黃一湯

服桂枝湯不如法其陰液隨陽氣鼓動半表下外出毛竅不和陽氣循經道來復半表上回還半裏證應之大汗出脈應之洪大仍與桂枝湯如前啜粥之服法分三服溫疏半裏上土氣半

裏上陰温土疏陰液和陽氣自循經道來復半
表上回還半裏内藏於卯曰服桂枝湯大汗出
脉洪大者與桂枝湯如前法○再兩也出進也解
緩也宜適理也大汗外出毛竅半表下陽氣未
得陰緩而發熱半裏上陰氣未得陽温而惡寒
若日兩次發寒熱如瘧者必得陰土之液前進

半表下緩陽氣循經道來復半表上回還半裏內藏於卯適桂枝二溫疏半裏上土氣麻黃一開半裏下之液之理曰若形如瘧日再發者汗出必解宜桂枝二麻黃一湯右七味象陽數得陰復於七以水五升五土之中數也先煮麻黃一二沸去上沫內諸藥煑取二升去滓溫服一

升日再服二陰數也一陽數也象陰液從中土出緩半表下之陽一陽舉二陰偶之和陽氣闔午去藏邪也

桂枝二麻黄一湯方

桂枝一兩十七銖去皮 芍藥一兩六銖 麻黄十六銖去節

杏仁十六箇去皮尖 生薑一兩六銖切 甘草一兩二銖炙

大棗五枚擘

右七味以水五升先煮麻黄一二沸去上沫内諸藥煮取二升去滓温服一升日再服

服桂枝湯大汗出後大煩渴不觧脉洪大者白虎加人參湯主之

服桂枝湯半裏上陰温陰液隨陽氣鼓動半表上而大汗出曰服桂枝湯大汗出後半裏下也觧緩也半裏下液少不足以上潤胃土緩陽氣内闔於午曰後大煩渴不觧脉洪大者陽極於

證應之大汗出脉應之洪大

主白虎加人參湯

傷寒指歸　太陽篇卷之一　二十九

午天氣不降主石膏甘辛寒知母苦寒甘草甘平肅天氣清降固牢表上陽氣從午內闔凡汗出過多腠理氣鬆少固以粳米甘平汁黏固腠理之氣鬆加人參甘寒氣味滋助土中陰液緩陽氣去藏於卯曰白虎加人參湯主之右五味象土數也以水一斗象地天生成十數煮米熟湯

成去滓温服一升日三服象一陽開子三陽闔
午去藏邪也

白虎加人參湯方

知母六兩 石膏一觔碎綿裹 甘草二兩炙

粳米六合 人參二兩

右五味以水一斗煮米熟湯成去滓温服一升

日三服

發汗後不可更行桂枝湯汗出而喘無大熱者可與
麻黄杏子甘草石膏湯主之
發揚也汗陰土液也後半裏也更再也陰陽氣
液發揚半裏上不可再行桂枝湯温半裏上之
陰曰發汗後不可更行桂枝湯大半表也熱陽
氣也陰陽氣液逆半裏上天氣失清降鼻竅呼

傷寒指歸　太陽篇卷之一　三十

吸不利其氣喘從口出而喘無半表下陽氣外浮之證者曰汗出而喘無大熱者可與麻黃杏（主與麻黃杏子甘草石膏湯）子甘草石膏湯主之麻黃杏子苦溫氣味溫潤半裏下陰液外開半表甘草石膏甘寒氣味肅降半裏上陰陽氣液去藏於卯右四味口四方也口中八字八別也象陰陽氣液口轉表裏分

別八方不可聚一方也以水七升象陽數得陰復於七先煮麻黄減二升去上沫內諸藥煮取二升溫服一升二陰數也一陽數也象二陰耦一陽從子左開也

麻黄杏子甘草石膏湯方

麻黄四兩去節　杏子五十枚去皮尖　甘草二兩炙　石膏半觔碎綿裹

右四味以水七升先煮麻黄減二升去上沫内諸藥煮取二升去滓温服一升

下後不可更行桂枝湯若汗出而喘無大熱者可與
麻黄杏子甘草石膏湯、
下降也後半裏也陰陽氣液下降藏於裏不可
再行桂枝湯温半裏上之陰、如陰陽氣液逆半
裏上不降而喘無半表下陽氣外浮之證者可
與麻黄杏子甘草石膏湯肅降半裏上陰陽氣

液去藏邪也。　早下後，不可更行桂枝湯。若汗出而喘，無大熱者，可與麻黄杏子甘草石膏湯。

太陽病項背強几几反汗出惡風者桂枝加葛根湯主之

几几拘急不舒之狀也反回還也太陽開病陽氣陰液回還半表下而浮半表上經道失陽氣陰液溫舒項背拘急不利曰太陽病項背強几几反汗出惡風者桂枝加葛根湯主之桂枝湯

（旁注：而；而汗出惡風；半裏表上陰失陽溫故惡風主桂枝加葛根湯）

温半裏上之陰加葛根甘平輕揚之性回還半
表下陰陽氣液上通經道輸滯右六味以水七
升巳為陽之六數象陽數得陰回還於巳復於
七内諸藥煑取三升去滓温服一升象陰陽氣
液包藏土中闢於子桂枝湯得粥力易通腠理
此經道中液虚恐啜粥助其藥力使陰液猛出

不須啜粥四字著眼

毛竅不能和緩陽氣闔午故不須啜粥

桂枝加葛根湯方

桂枝去皮三兩　芍藥三兩　甘草二兩

生薑切三兩　大棗擘十二枚　葛根四兩

右六味以水七升內諸藥煮取三升去滓温服

一升不須啜粥餘如桂枝湯將息及禁忌法

太陽病項背強几几無汗惡風者葛根湯主之
太陽開病陽氣浮半表下半表上經道之陰失
其陽溫項背拘急不舒曰太陽病項背強几几
陽浮半表下陰土之液不隨陽氣外泄毛竅故
無汗陽浮半表下半裏上陰失陽溫故惡風主
湯葛根
葛根甘平輕揚之性宣通半表上經道輸滯以

治內麻黄苦温開腠理之閉以達外桂枝湯疏泄半裏上土氣温半裏上之陰半裏上陰温土疏陽氣來復曰無汗惡風者葛根湯主之右七味象陽數得陰復於七（㕮咀）以水一斗象地天生成十數先煎麻黄葛根減二升象陰數得陽正於八去上沫內諸藥煮取三升象三陽陽數闔午

去滓

温服一升象一陽陽數開于陰液未開故覆取微似汗恐啜粥助其藥力使陰液猛出毛竅不能和緩陽氣闔午故不須啜粥

葛根湯方

葛根四兩 麻黃三兩去節 桂枝二兩去皮 芍藥二兩

甘草二兩炙 生薑三兩切 大棗十二枚擘

右七味㕮咀以水一斗先煮葛根麻黄減二升去上沫內諸藥煮取三升去滓溫服一升覆取微似汗不須啜粥餘如桂枝湯將息及禁忌法

桂枝本為解肌若其人脈浮緊發熱汗不出者不可與之常須識此勿令誤也

本始也解開也肌土也始太陽開陰陽氣液浮半表下主桂枝湯溫半裏上之陰半裏上陰溫土疏陰陽氣液來復半表上內闔於午藏於土曰桂枝本為解肌若始也浮陽浮也緊不舒也

傷寒指歸　太陽篇卷之一　三十八

如其人太陽陽開氣浮太陰陰土之液不隨陽氣外泄爲汗脈應之浮緊證應之發熱不汗出不可與桂枝湯溫半裏上之陰曰若其人脈浮緊發熱汗不出者不可與之仲聖申明解肌之方專爲太陽闔太陰陰土之液隨陽氣浮半表下不來復半表上内闔於午藏於土而設切不

曰、可與太陽陽開太陰陰土液塞不開之病示人
常須識此勿令誤也

若酒客病不可與桂枝湯得湯則嘔以酒客不喜甘故也凡服桂枝湯吐者其後必吐膿血也

酒客謂嗜酒之人也如嗜酒之人病陽氣浮半表下不可與桂枝湯何也酒客土氣有餘半裏上得桂枝湯甘溫氣味土氣壅逆不降則嘔曰若酒客病不可與桂枝湯得湯則嘔以酒客不

凡土氣有餘半裏上舌上必有碱色厚苔其口必甜、不可服桂枝湯、以大柴胡湯、加廣皮、不加大黄、

喜甘故也。凡土氣有餘半裏上得甘溫則吐。土氣有餘半裏上其半裏經絡中陰液及血不轉運半表液滯為膿血滯為瘀、曰凡服桂枝湯吐者其後必吐膿血也。

燒鍼令其汗鍼處被寒核起而赤者必發奔豚氣從少腹上衝心者灸其核上各一壯與桂枝加桂湯更加桂二兩

鍼緘同指軀殼也

燒焫也鍼機緘也汗陰土液也焫機緘令陰土之液流通合陽氣從子左開曰燒鍼令其汗寒捍也格也核根核也赤陽氣也機緘處被寒氣

少腹屬子裏下灸字象形火藏於下各字恐合字譌一陽也壯強也

捍格根核之陽不從子左開其〔陰〕氣興起由半裏下奔半裏上回鹹處被寒核起而赤者必發奔豚少腹屬半裏下冬字象形火藏於下各字恐合字譌十一十一陽也壯疆也機緘處被寒氣捍格火不藏於下合陰土之液從子左開疆於半表

湯更加桂二兩

與桂枝加桂加桂者取其氣濃下温少腹經道

鍼處被寒核起而赤者必發奔豚

之陰回陽氣從子左開曰氣從少腹上衝心者灸其核上合一壯與桂枝加桂湯更加桂二兩

右六味象陰數得陽變於六以水七升象陽數得陰變於七煮取三升去滓温服一升象三陽闔午一陽開子也

桂枝加桂湯方

傷寒指歸　太陽篇卷之一　四十二

桂枝三兩 芍藥三兩 甘草二兩

生薑三兩 大棗十二枚擘 牡桂二兩

切

右六味以水七升煮取三升去滓温服一升 牡

桂即桂枝也

太陽病下之後其氣上衝者可與桂枝湯方用前法

若不上衝者不可與之

下半裏下也之往也後半裏上也太陽至子辰

當開病半裏下氣寒其陽不前往左開其陰反

曰太陽病下之後其氣上衝者可與桂枝湯方用前法

還半裏上衝者可與桂枝湯用前加桂法如半

裏下不寒陽氣左開其氣不上衝者不可與桂

枝加桂湯。曰。若不上衝者。不可與之。

太陽病三日已發汗若吐若下若溫鍼仍不解者此為壞病桂枝湯不中與也觀其脈證知犯何逆隨證治之

三日寅時也已止也發開也汗陰土液也平人陰氣先陽而開太陽陽氣先陰而開病寅時陽浮止開陰土之液曰太陽病三日已發汗若不

定之辭吐舒也下半裏下也温暖也鍼機緘也
解開也壞毀也中合也陰土之液不和陽氣引
達於寅或舒陰土之液和陽氣上達或温疏半
裏下土氣使陰液和陽氣上達或暖機緘蒸陰
土之液和陽氣上達其陰仍不左開上達者爲
陰液毀傷半裏下桂枝湯不合與之曰若吐若

下若温鍼仍不觧者此為壞病桂枝湯不中與
也當觀其脈證迄（所）由知陰土之液所犯吐下温
鍼何逆隨證治之　舒陰土之液和陽氣上達（日觀其脈證知犯何逆隨證治之）
麻黄附子甘草湯　陽無陰和心煩不得卧黄
連阿膠湯　陰土少液不和陽氣交紐丑土引
達於寅其背惡寒者附子湯　陰土血液不和

陽氣交紐丑土，引達於寅，腹痛便膿血者，桃花湯。土味不足半表上而咽痛者，甘草湯、桔梗湯。二三日口乾咽燥者，急温疏半裏下土氣，使陰液和陽氣上達，大承氣湯。暖機緘蒸陰土之液和陽氣上達，真武湯、四逆湯、通脈四逆湯。

太陽病下之微喘者表未解故也桂枝加厚樸杏仁湯主之

下半裏下也之往也微幽微處也喘氣逆也太陽開病半裏下幽微處陰氣不和陽氣前往裏之陰氣逆半裏上從口而喘表之陽氣浮半表下不有陰和曰太陽病下之微喘者表未解故

主桂枝加厚樸杏仁湯

也桂枝加厚樸杏仁湯主之○主桂枝湯溫半裏上之陰半裏上陰溫陽氣來復加厚樸苦溫炙香入半裏下轉運陰土陰液和陽氣從子左開杏仁苦溫滋潤合辛溫氣味滑利表裏機滯右七味以水七升象陽數得陰復於七微火煮取三升去滓溫服一升覆取微似汗藉鬱蒸之氣

今幽微處陰液得陽氣開於子也、

桂枝加厚樸杏仁湯方

即桂枝湯加杏仁五十枚去皮尖厚樸二兩去外粗皮炙香右七味以水七升微火煮取三升去滓溫服一升覆取微似汗

喘家作桂枝湯加厚樸杏子佳

喘家謂素有宿飲喘病太陽開病半裏下陰氣不和陽氣前往裏之陰氣逆半裏上而喘表之陽氣浮半表下不有陰和作桂枝湯温半裏上之陰加厚樸苦温運陰土之陰合杏子苦温滋潤滑利氣機此方治喘病之佳處半裏上陰温

陽氣來復宿飲自除，曰喘家作桂枝湯加厚樸杏子佳。

太陽病發汗遂漏不止其人惡風小便難四肢微急難以屈伸者桂枝加附子湯主之

發揚也汗陰土液也遂因也太陽闢病陽氣浮半表下陰土之液隨陽氣發揚其汗因之外出如漏不止曰太陽病發汗遂漏不止陽氣浮半表下半裏上陰失陽溫曰其人惡風小便半裏

傷寒指歸　太陽篇卷之一　四九

也難患也微無也陰土之液隨陽氣發揚於外
不足於內半裏陰陽氣液患少四肢少温少柔
難以屈伸曰小便難四肢微急難以屈伸者桂
主桂枝加附子湯
枝加附子湯主之主桂枝湯温半裏上之陰加
附子辛温温生水土之陰水土陰温陰陽氣液
來復於裏其風不惡其液內榮四肢柔潤不難

陽能生陰

以屈伸也、

桂枝加附子湯方

即桂枝湯原方加附子一枚炮、

太陽病桂枝證醫反下之利遂不止脈促者表未解也喘而汗出者葛根黄芩黄連湯主之
醫意也反回還也下之指半表下陰液也太陽開病陽氣浮半表下以意會之當用桂枝湯温半裏上之陰半裏上陰温陽氣來復半表下之陰液不隨陽氣來復半表上回還半裏利因不

傷寒指歸　太陽篇卷之一　五五

止曰太陽病桂枝證醫反下之利遂不止促廹也表陽也解緩也陰液不隨陽氣來復半表上回還半裏陽氣廹於脉中陽無陰緩曰脉促者表未解也半裏上陽氣不得半表下陰液和緩下降其陽氣反泄半裏上陰液外出爲汗曰喘

主葛根黄芩黄連湯

而汗出者葛根黄芩黄連湯主之重用葛根甘

重用先煮四字著眼

平氣輕先煮取其氣氣濃入半表下鼓動陰液回還半表上來復半裏和緩其陽芩連氣寒味苦寒為水氣苦為火味以芩連氣寒固半裏逆上之陽以芩連味苦堅半表陷下之陰以甘草極甘和其土氣右四味象陰陽氣液口轉八方不可聚一方也以水八升象陰數得陽正於八先

煮葛根減二升象陰數得陽變於六內諸藥煮取二升去滓分溫再服二陰數也象一陽舉二陰偶之

葛根黄芩黄連湯方

葛根八兩　甘草二兩　黄芩三兩　黄連三兩

右四味以水八升先煮葛根減二升內諸藥煮

取二升去滓分温再服

太陽病下之後脈促胷滿者桂枝去芍藥湯主之若
微惡寒者桂枝去芍藥方中加附子湯主之
下半表下也之指半裏下陰液也後嗣也促廹
也胷半裏上也太陽開病陽氣浮半表下半裏
下陰液不足以外和半表之陽陽失陰嗣陽氣
（主桂枝去芍藥湯）
廹於脈中而促半裏上陰失陽布而滿曰太陽

病下之後脈促胸滿者桂枝去芍藥湯主之去芍藥苦泄疏土取辛甘氣味温半裏上之陰半裏上陰温陽氣來復胸中陰得陽布陽能生陰脈中陽得陰和脈促胸滿自解若如也微幽微處也如幽微處陽氣無不足以外温半表之陰而惡寒曰若微惡寒者桂枝去芍藥方中加附子湯主

主桂枝去芍藥方中加附子湯

之去芍藥苦泄疏土加附子辛溫氣味助幽微處元陽從子左開外溫半表之陰也

桂枝去芍藥湯方

即桂枝湯原方去芍藥

桂枝去芍藥加附子湯方

即桂枝湯去芍藥加附子一枚炮

太陽病得之八九日如瘧狀發熱惡寒熱多寒少其人不嘔圊便欲自可一日二三度發脉微緩者為欲愈也脉微而惡寒者此陰陽倶虚不可更發汗更下更吐也面色反有熱色者未欲解也不能得小汗出身必癢宜桂枝麻黄合半湯

之指半裏下陰液也八九日未申時也太陽開

病陽氣浮半表下半裏下陰液不和陽氣轉運
半表上回還半裏至未申時陽失陰緩其陽不
從幽昧處去藏於卯逆半裏上發熱半表下陰
失陽溫惡寒曰太陽病得之八九日如瘧狀發
熱惡寒熱陽氣也寒冬氣也未申時陽氣不從
幽昧處去藏於卯陽逆半裏上多冬寒氣少曰

熱多寒少嘔吐也圊清也水氣也便順利也陽
逆半裏上不藏於邪水氣亦當逆半裏上而吐
其人不嘔證半裏下水氣不上逆其水可許順
利半表為汗曰其人不嘔圊便欲自可發起也
微幽微處也緩和也欲之為言續也愈進也半
裏上陽氣從邪內藏按度數繼續和陰液前進

半裏上陽氣
從邪內藏按
度數繼續和
陰液前進從
左上起即少
陰病欲解時
從子至寅上
之謂也

傷寒指歸　太陽篇卷之一　五七

陰得陽生不虛半裏陽得陰生不虛半表陽不藏邪半裏陰虛半裏陰虛半表之陽亦虛也故曰此陰陽俱虛不可更發汗更下更吐也

從左上起曰一日二三度發脈微緩者為欲愈也下降也吐舒也如半裏上陽氣不從邪內藏半裏下脈道陽微陰失陽溫而惡寒此陰陽氣液俱虛半裏下切不可起半裏陰液外出半表為汗又不可見陽氣不藏於邪而降之如發汗如降之陽氣更不藏邪從子上吐曰脈微而惡

脉微而惡寒即上條桂枝去芍藥加附子湯主之

陰氣水氣也水勝於土當用辛温法行水氣以藏陽

寒者此陰陽俱虚不可更發汗更下更吐也面屬半裏上也熱色陽氣也未未土也欲之為言續也解緩也未土陽氣繼續從卯內藏半裏下陰氣閉之陽氣怫鬱於卯曰面色反有熱色者未欲解也小半裏也汗陰土液也出進也癢者求其開也合同闔半裏下陰氣閉之適桂枝麻

黄開半裏下之陰闔半裏上之陽土中之水外達毛竅陽無陰氣怫鬱自從邪內藏曰不能得小汗出身必癢宜桂枝麻黄合半湯右七味七陽數也象陽數得陰變於七以水五升五土之中數也象陰陽氣液包藏土中先煮麻黄一二沸去上沫象一陽舉二陰偶之內諸藥煮取一

適桂枝麻黄合半湯

升八合象地天生成十數一陽左升陰數得陽
正於八去滓溫服六合象陰數得陽變於六

桂枝麻黄合半湯方

桂枝一兩十六銖去皮　芍藥一兩乾切　甘草一兩炙　麻黄一兩去節
生薑一兩切　大棗四枚擘　杏仁二十四枚浸去皮尖及雙仁者
右七味以水五升先煮麻黄一二沸去上沫内

諸藥煮取一升八合去滓温服六合。

二陽併病太陽初得病時發其汗汗先出不徹因轉
屬陽明續自微汗出不惡寒若太陽病證不罷者不
可下下之爲逆如此可小發汗設面色緣緣正赤者
陽氣怫鬱在表當解之熏之若發汗不徹不足言陽
氣怫鬱不得越當汗不汗其人煩躁不知痛處乍在
腹中乍在四肢按之不可得其人短氣但坐以汗出
傷寒指歸　太陽篇卷之一　卒

不徹故也更發汗則愈何以知汗出不徹以脈濇故知也

二陽陽明也併屏也屏蔽也太陽一陽也初始也發開也汗陰土液也先前也出進也徹通也屬繫也病太陽始開得一陽陽氣浮半表下時陰土之液當隨陽開陰液前進不通半表陽無

陰液前進不通半表是半裏陰土液塞

陰和陽氣自盛於上此因陰土之液不左行天之金氣不右行陽不闔午陽氣轉繫半表上陰液屏蔽半裏下為二陽併曰二陽併病太陽初得病時發其汗汗先出不徹因轉屬陽明陽氣轉繫半表上幽微處陰液從陽氣繼續半表上交蒸於午曰續自微汗出陰陽氣液交蒸於午

二陽併是陽明篇首條太陽陽明也續自微汗出不惡寒是陽明篇第四條身熱汗自出不惡寒反惡

傷寒指歸　太陽篇卷之一　空

熱也
若太陽病證
不罷者不可
下下之為逆
即太陽病外
證未解不可
下也下之為
逆欲解外者
宜桂枝湯主
之
如此可發小
汗即上條不

曰不惡寒若如也下降也如太陽開病一陽陽
氣浮半表下之證不罷者不可用苦寒藥降之
如降之半裏陰液不左開半表陽氣不右闔曰
若太陽病證不罷者不可下下之為逆小半裏
也發開也如此可開半裏下陰液外通半表以
和其陽曰如此可小發汗而屬半裏上也緣因

能得小汗出宜桂枝麻黄合半湯之謂也陽氣正明於巳即陽明篇正陽陽明是也運氣益液法小柴胡湯是也

也陽氣太陽也怫鬱不舒也表半表也解緩也熏和也如面顏色赤因陽氣正明於巳陰土之液不足不舒於半表緩和其陽半裏上陰氣逆之陽氣不得揚當運氣益液緩半表上陽氣和於半裏曰設面色緣緣正赤者陽氣怫鬱在表當解之熏之若陰土之液有餘不隨陽開通於

傷寒指歸　太陽篇卷之一　空三

半表此陰土液塞於裏不足言陽氣正明於巳
少陰液緩之和之半裏上陰氣逆之陽氣不得
揚曰若發汗不徹不足言陽氣怫鬱不得越當
主也陰陽相交為知太陽主開太陰亦主開太
陽開太陰陰土之液不隨陽開外通半表其人
陽無陰和而煩陰無陽溫而躁半裏之陰不交

少讀上聲

於左半表之陽不交於右裏陰失其温通其痛處忽在腹中忽在四肢以手按摩痛處又不知痛之所在其人短氣但坐半裏陰液不通半表（陰液住）（之故）曰當汗不汗其人煩躁不知痛處乍在腹中乍在四肢按之不可得其人短氣但坐以汗出不徹故也更代也發開也半裏之陰液半表之陽

當汗不汗其人煩躁是大青龍湯法

傷寒指歸　太陽篇卷之一　六十三

氣更相替代開闔表裏則愈、曰更發汗則愈。以
為也、出進也、濇不滑也、何以知陰土之液前進
不通半表為半裏脈道之陰濇而不滑故知也、
曰何以知汗出不徹以脈濇故知也。

太陽病發熱惡寒熱多寒少脈微弱者此無陽也不可發汗宜桂枝二越脾一湯

太陽病陽氣先陰而開浮半表下發熱半裏上陰失陽溫惡寒曰太陽病發熱惡寒熱陽氣也寒陰氣也陽氣先陰而開浮半表下發熱陽多於表少陰液和之於裏陰少曰熱多寒少微幽微處也弱不強也陽氣

傷寒指歸　太陽篇卷之一　六十四

浮半表下發熱多半裏上下外

先陰而開半裏下脉道幽微處陰中之陽不強

陰少陽强因無半表之陽來復半裏內强也

曰脉微弱者此無陽也可肯也發揚也汗陰土液也陽氣先陰而開半裏下脉道幽微處陰中之陽不強陰液不肯發揚半表為汗曰不可發

適桂枝二越婢一湯

汗宜桂枝二越婢一湯二一三數也越揚也適桂枝湯疏泄半裏上土氣半裏上陰溫土疏三

三陽少陽也

陽來復於午以麻黄苦温氣味越脾土之陰以
石膏辛甘氣寒和陽氣發揚闔午藏邪開子右
七味象陽數得陰復於七以水五升五土之中
數也象陰液從中土出先煮麻黄一二沸去上
沫内諸藥煮取二升温服一升二陰數也一陽
數也象二陰耦一陽從子左開也

傷寒指歸　太陽篇卷之一　六五

桂枝二越脾一湯方

桂枝十八銖 芍藥十八銖 甘草十八銖炙 石膏二十四銖碎綿裹

生薑一兩二銖 大棗四枚擘 麻黄十八銖去節

右七味㕮咀以水五升先煮麻黄一二沸去上沫内諸藥煮取二升温服一升本方裁越脾湯桂枝湯合飲一升今合為一方桂枝二越脾一

本方裁越脾湯桂枝湯合飲一升此非原文讀者明之

太陽病外證未解脈浮弱者當以汗解宜桂枝湯

外表也證明也未不有也解舒也太陽開病陽氣浮半表下發熱明半表上經道不有陽氣温舒病頭項强痛半裏上陰失陽温病惡寒曰太陽病外證未解浮陽浮也弱不强也當主也解開也陽氣浮半表下陽氣不强半裏土不能作

汗陰土液也

半裏上下脈中陰少陽强脈應之浮弱主

温半裏表脈中之陰
開陰土陰液和
汗主陽氣以於右強於裏適桂枝湯啜稀熱粥
助其藥力温疏半裏上之陰半裏上陰温土疏
陰液外開陽得陰和
陽氣來復於右強於裏生陰土之陰和陽氣以
於左曰脈浮弱者當以汗解宜桂枝湯當以汗
謂裏表陰得温營衛氣和自汗漐漐乃解
解句非謂桂枝湯能發其汗也

服桂枝湯或下之仍頭項強痛翕翕發熱無汗心下滿微痛小便不利者桂枝去桂加茯苓白朮湯主之

下之指半裏下陰土液也頭項指半表上經道也服桂枝湯疏泄半裏上土氣溫半裏上之陰半裏上土疏陰溫陽氣來復或半裏下陰土液少半表上經道之陽無陰柔和之曰服桂枝湯或

傷寒指歸　太陽篇卷之一　宅

下之仍頭項強痛。無半裏下陰液上和陽氣其熱從陽動其陽從熱起熱甚（陽與熱合）如火炙曰翕翕發熱無汗（不汗）。心下脾土也滿悶也微幽微處也痛不通也陰土液少陽氣來復半表上不還半裏下脾土幽微處之陰失陽氣溫通曰心下滿（而悶痛）微痛。小便半裏也半裏下陰液（土少）不足以上潤半表和（土）

桂枝去桂四字讀者不可滑過

其陽氣曰小便不利者桂枝去桂加茯苓白朮湯主之陽氣來復半表上故去桂枝溫經道之陰白朮大棗甘溫多脂助土之液生薑辛溫芍藥苦平疏泄土氣甘草甘平和其土氣茯苓淡甘通利土液右六味象陰數得陽變於六㕮咀以水八升象陰數得陽正於八煮取三升去滓溫服一

主桂枝去桂加茯苓白朮湯

升象陽數得陰闔午陰數得陽開子半裏陰液和利半表曰小便利則愈

桂枝去桂加茯苓白朮湯方

芍藥三兩 甘草二兩炙 生薑三兩切

大棗十二枚擘 茯苓二兩 白朮三兩

右六味㕮咀以水八升煮取三升去滓溫服一

升小便利則愈

傷寒指歸　太陽篇卷之一　辛九

傷寒脈浮自汗出小便數心煩微惡寒脚攣急反與桂枝湯以攻其表此誤也得之便厥咽中乾煩躁吐逆者作甘草乾薑湯與之以復其陽若厥愈足温者更作芍藥甘草湯與之其脚即伸若胃氣不和譫語者少與調胃承氣湯若重發汗復加燒鍼者四逆湯主之

傷寒指歸　太陽篇卷之一　七十

浮陽浮也汗陰土液也冬寒損去陽不藏邪土之陰液亦不藏邪陰陽氣液俱浮半裏上曰傷寒脉浮自汗出小便半裏也數煩數也心陽也陽不藏邪土之陰液煩數半裏上不順利半裏下曰小便數心煩微幽微處也寒陰氣也陽不藏邪半裏下幽微處之陰不溫曰微惡寒陽不

脚攣急俗云抽冷筋是也

藏邪半表下經道失溫則筋血不榮而拘急曰脚
攣急攻治也表半表下也厥短也醫者見其脉
浮自汗出疑是太陽開病陽氣浮半表下不知
陽浮半裏上不藏於邪反與桂枝湯溫半裏上
之陰此誤也得桂枝湯之溫陽氣更不藏邪其
反與桂枝湯以攻其表此誤也
陽短半裏半表下兩足不溫曰得之便厥陽不

藏邪陰土之液不能循半表經道上通於咽曰咽中乾吐舒也逆不順也陽浮半裏上無陰固之而煩陰居半裏下無陽温之而躁陽不藏邪半裏下陰土之液不從左土舒順利表裏曰煩躁吐逆者聖法示人如其陽氣浮半裏上不藏於邪作甘草乾薑湯與之温中土中土温陽氣

復曰作甘草乾薑湯與之以復其陽陽氣復自
不短半表下陽藏失時土氣不疏土味不足更
作芍藥甘草湯疏泄半裏土氣助半表土味與
之則筋得其柔曰若厥愈足温者更作芍藥甘
草湯與之其脚即伸胃氣半裏上陽氣也和順
也如半裏上陽氣不順利半裏下逆上譫語者

如半裏上陽氣不順利半裏下逆上譫語者此陽明胃土氣燥而實以調胃承氣湯鹹苦甘氣味奠胃土之堅和半裏上陽氣還半裏下內藏戌土以生其陰

少與調胃承氣湯鹹苦甘氣味調和陽氣順利半裏下則譫語止曰若胃氣不和譫語者少與調胃承氣湯重累也發起也汗陰土液也加上也燒温也鍼機緘也如累起陰土之液從半裏上泄出不復半裏下者主四逆湯温半裏下之陰半裏下陰温逆上陽氣自來復機緘之中曰

若重發汗復加燒鍼者四逆湯主之。

甘草乾薑湯方

甘草炙 四兩 乾薑 二兩

右二味㕮咀以水三升煮取一升六合去滓分温再服之

芍藥甘草湯方

芍藥四兩　甘草炙四兩

右二味㕮咀以水三升煮取一升五合去滓分

温再服之

調胃承氣湯方

大黄四兩去皮清酒浸　甘草炙二兩　芒硝半升

右三味㕮咀以水三升煮取一升去滓內芒硝

更上火微煮令沸少少温服之

四逆湯方

甘草二兩炙　乾薑一兩半　附子一枚生用去皮破八片

右三味㕮咀以水三升煮取一升二合去滓分温再服強人用大附子一枚乾薑三兩

強人用大附子一枚乾薑三兩二句非原文讀者明之

傷寒指歸　太陽篇卷之一　七十四

陽旦湯即桂枝湯言字恐至字譌

問曰證象陽旦按法治之而增劇厥逆咽中乾兩脛拘急而譫語師曰言夜半兩足當溫兩脚當伸後如師言何以知此答曰寸口脉浮而大浮則為風大則為虛風則生微熱虛則兩脛攣病證象桂枝因加附子參其閒增桂令汗出附子溫經亡陽故也厥逆咽中乾陽明內結譫語煩亂更飲甘草乾薑湯夜半陽

氣還兩足當溫脛尚微拘急重與芍藥甘草湯爾乃
脛伸以承氣湯微溏則止其譫語故病可愈
此條借問答申明上條之意旦字象一陽開於
子也法指桂枝湯法也脈浮自汗出微惡寒證
象一陽開子浮半表下也按桂枝湯法治之而
依
不知陽浮半裏上氣不藏於亥得桂枝湯之溫陽氣更不藏亥則短半裏半表下因
增劇厥逆咽中乾兩脛拘急而譫語此誤也寸
來復於子
問曰證象陽旦按法治之而增劇厥逆咽中乾兩脛拘急而譫語陽氣至夜半兩足當溫兩腳

當伸果如斯言何得知此師曰至夜半兩足當温兩脚當伸後如斯言何以知此寸

口半裏上也浮陽浮也風陽氣也微幽微處也熱亦陽氣也虛半表下陽虛也陽不藏邪浮半裏上其陽虛半表下幽微處之陰失其陽温兩脛之筋不柔而拘急曰寸口脉浮而大浮則為風大則為虛風則生微熱虛則兩脛攣加上也附依附也子子時也參錯也增益也汗陰土液

也亡同無故使為之也此因半裏上陽不藏邪依附子辰左開其陽參錯其閒益桂令陰液陽（不能按度數繼續前進）氣出半裏上半表下經道之陰無陽氣使為之也曰病證象桂枝因加附子參其閒增桂令汗出附子溫經亡陽故也陽不藏邪其陽則短半表下逆半裏上曰厥逆無陰土之液上通於咽

陽明病欲解時從申至戌上

幽微處半裏下也

曰咽中乾陽明陽氣不從申至戌裏結半裏上陽無陰固曰陽明內結譫語煩亂更易其治法飲甘草乾薑湯溫土藏陽至夜半陽氣還子兩足當溫兩脛當伸陽藏失時半裏下土氣不疏土味不足再與芍藥甘草湯疏其土氣助其土味則筋得其榮爾乃脛伸微幽微處也溏水氣

曰更飲甘草乾薑湯夜半陽氣還兩足當溫脛尚微拘急

曰重與芍藥甘草湯爾乃脛伸

濡滯也陽不藏邪陽氣裹結半裏上幽微處水氣濡滯不轉運半表上以和其陽則心煩而譫語以調胃承氣湯鹹苦甘氣味調和陽氣藏邪陽氣藏譫語止土之陰液得其陽運自不濡滯半裏下故病可愈曰以承氣湯微溏則止其譫語故病可愈。

識記也

太陽與陽明合病者必自下利葛根湯主之

與從也合同闔必表識也下半表下也太陽從陽明經氣闔而不開是有秋冬之清降無春夏之温升半裏下陰液不從左上達半表温潤肌肉皮毛外出為汗表識陰液從半表下下利曰主葛根湯

太陽與陽明合病者必自下利葛根湯主之葛

根甘平氣輕麻黃苦温氣輕入半裏下啟陰土之液從左樞開上達半表毋使下利桂枝辛温温表裏經道之陰太陽闔而不開表裏上土氣不疏土味不足以芍藥苦平生薑辛温甘草甘平疏泄表裏上土氣助表裏上土味陰液下利不足左右表裏以大棗十二枚味厚汁濃益土

之液和陽氣回還表裏使二經開闔不失其時陰液自不下利

葛根湯方載前

太陽與陽明合病不下利但嘔者葛根加半夏湯主之

太陽從陽明經氣闔而不開陰液不從半表下下利逆半裏上從口嘔者葛根加半夏湯主之加半夏辛平氣味降逆上水氣毋使水逆半裏上也曰太陽與陽明合病不下利但嘔者葛根加半夏湯主之

葛根加半夏湯方

即葛根湯原方加半夏半升洗

太陽與陽明合病喘而胷滿者不可下宜麻黄湯主
之

下降也太陽從陽明經氣闔而不開陰液逆半
裏上喘而胷滿不可見其胷滿而降之適麻黄
湯之理主開半裏下陰液從子左吐曰太陽與
陽明合病喘而胷滿者不可下宜麻黄湯主之

太陽病頭痛發熱身疼腰痛骨節疼痛惡風無汗而喘者麻黄湯主之

太陽病陽氣浮半表上頭部之陰失其陽温曰頭（太陽病）痛陽氣浮半表下無陰固之曰發熱陽氣浮半表下表裏經絡之陰失陽氣温通曰身疼腰痛骨節疼痛陽氣浮半表下半裏上陰

失陽溫曰惡風陽氣浮半表下半裏下陰液不
開於左半裏上氣逆不降曰無汗而喘者麻黃
主麻黃湯
湯主之麻屬氣虛黃屬土色麻黃管細中空象
肌中系絡氣味苦溫肌中系絡液塞非此不能
通桂樹得子水之陽氣而冬榮其枝色紫赤得
子水之陽氣而化生氣味辛溫表裏經絡關節

中氣滯非此不能通杏仁苦溫滋潤得辛溫氣味能滑利表裏經絡氣機陽浮半表下陰滯半裏下土氣不和半表半裏上以甘草極甘和之

右四味象陰陽氣液口轉八方以水九升象陽數得陰極於九先煮麻黃減二升減輕也二陰數也象陽舉而陰從輕也去上沫內諸藥煮取

二升半去滓温服八合象陰數得陽正於八覆取微似汗陽浮半表下陰滯半裏下恐啜粥助表裏上陰液外出為汗表裏下陰液留滯不開故不須啜粥

麻黄湯方

麻黄三兩去節　桂枝三兩去皮　杏仁七十箇去皮尖　甘草一兩炙

右四味以水九升先煮麻黄減二升去上沫内
諸藥煮取二升半去滓温服八合覆取微似汗
不須啜粥餘如桂枝法將息

太陽病十日已去脉浮細而嗜臥者外已解也設胷
滿脅痛者與小柴胡湯脉但浮者與麻黄湯
十日卯時也已止也去藏也浮陽浮也細不足
也太陽陽氣病卯時止而不藏浮半裏上不足
半表下曰太陽病十日已去脉浮細而如也如
嗜臥者證外之陽氣去藏於卯陽得陰緩曰而

傷寒指歸　太陽篇卷之一　八圭

嗜卧者外已解也陽氣去藏半裏下設胷滿氣滯而脅痛者此陽藏失時陰液不足以和半表上陽氣内闔之樞不利與小柴胡湯運氣益液和利樞機曰設胷滿脅痛者與小柴胡湯凡半裏下陰液未損陽氣先陰樞開無陰固之而氣浮者與麻黄湯開半裏下陰液固半表陽浮曰

脈但浮者與麻黃湯。

原文無少陰證者此非指少陰藏謂陰土中陰液未少讀上聲

傷寒脈浮緩身不疼但重乍有輕時無少陰證者大青龍湯發之

浮陽浮也緩遲緩也脈道之陽浮半裏上遲緩不藏曰傷寒脈浮緩身可屈伸也陽氣屈伸半裏上不去藏半裏下閉塞成冬白身不疼重不輕也乍忽也輕不重也陽氣屈伸半裏上不去

藏半裏下身重而不輕陽氣藏身忽輕而不重陽氣雖藏半裏上肌表陰氣未能堅固其陽曰但重乍有輕時陰土之内無少陰液之證外見者以大青龍湯曰無少陰證者大青龍湯發之前條方下曰主此獨曰發不曰主按發字之意湯内麻黄先温升地氣地氣燠煖陰土之液外

陰土即脾土也

少陰之少字讀上聲

陰土之内無少陰液之證外見者謂未見大汗外出未見嘔吐下利等證陽氣雖藏半裏上肌表之陰氣未能堅固其陽見證但重乍有輕時故主大青龍湯發之

明半表石膏辛寒清降天氣固陽內藏如冬、天
欲雨雪必先地氣燠、煖然後雨雪降而天氣清
肅得陽氣內藏半裏下成冬、令以生陰合陽從
子左開外明半表也

傷寒表不解心下有水氣乾嘔發熱而欬或渴或利
或噎或小便不利少腹滿或喘者小青龍湯主之
表半裏上表也解緩也心下脾部也有質也冬
寒損去半裏上表陰不緩陽氣内藏於邪脾部
質水氣不左行曰傷寒表不解心下有水氣乾
不潤也陽不藏邪脾部水氣不左行半表上土

傷寒指歸　太陽篇卷之一　八九

燥不潤半裏下水氣無所區别逆上而嘔曰乾嘔陽不藏卯浮半裏上無陰固之曰發熱陽不藏卯脾部水氣不左行阻礙表裏氣道呼吸不利曰而欬陽不藏卯脾部水氣不能蒸運半表上潤於口曰或渴陽不藏卯脾部水氣不能蒸運半表上而利半表下曰或利陽不藏卯脾部

噎字當作咽痛解非哽噎之噎

水氣不能蒸運半表上通於咽曰或噎小便半裏也陽不藏卯半裏下陰液不利半表上曰或小便不利少腹滿陽不藏卯其氣不左運半表逆半裏上而喘曰或喘小半裏也龍指陽氣也

素小青龍湯曰或喘者以青龍湯主之

陽不藏卯半裏下陰土不溫水氣不左行以麻黃苦溫行肌表水氣得五味子酸溫酸主斂斂

麻黃苦溫氣味內行心下停水桂枝辛溫通表
裏經絡之陰半夏辛平降逆上水氣芍藥苦平
疏泄表裏土氣細辛辛溫通絡脈中幽微處之
陰乾薑辛溫守而不走溫半裏下土氣以藏陽
陽浮半裏上土味不足半表下以甘草極甘培
之又藉五味子酸溫斂陽氣藏於土中復於子

五味子酸溫
斂陽氣藏於

土中復於子使五味不失生生氣化之機此五味子命名之義也麻黃苦溫開陰土水氣至表得五味子酸溫斂麻黃氣味至裏行心下停水

使五味轉運表裏不失生生氣化之機右八味以水一斗象陰數得陽正於八合陽數復於一先煮麻黃減二升減輕也二陰數也象陽舉而陰從輕也去上沫內諸藥煮取三升去滓溫服一升象陽數得陰藏邪陰數得陽開子也

小青龍湯方

麻黄去節三兩　芍藥乾切三兩　乾薑三兩　五味子半升
甘草炙三兩　細辛三兩　桂枝三兩　半夏湯洗半升
右八味以水一斗先煮麻黄減二升去上沫内
諸藥煮取三升去滓温服一升

傷寒心下有水氣欬而微喘發熱不渴服湯已渴者此寒去欲解也小青龍湯主之

陽不藏邪水氣逆於脾部表裏氣道呼吸為之阻礙曰傷寒心下有水氣欬而微喘陽不藏邪浮半裏上無陰固之曰發熱水停心下曰不渴服湯已而口渴者此水飲除去陽氣初藏未能

寒水氣也

主小青龍湯

蓋運陰液上濟於口曰服湯已渴者此寒去欲解也小青龍湯主之。